# マンガでわかる！医療機関のための「改正省エネ法」の理解と対策

編著　井上貴裕　有限責任監査法人トーマツ
作画　小山　規

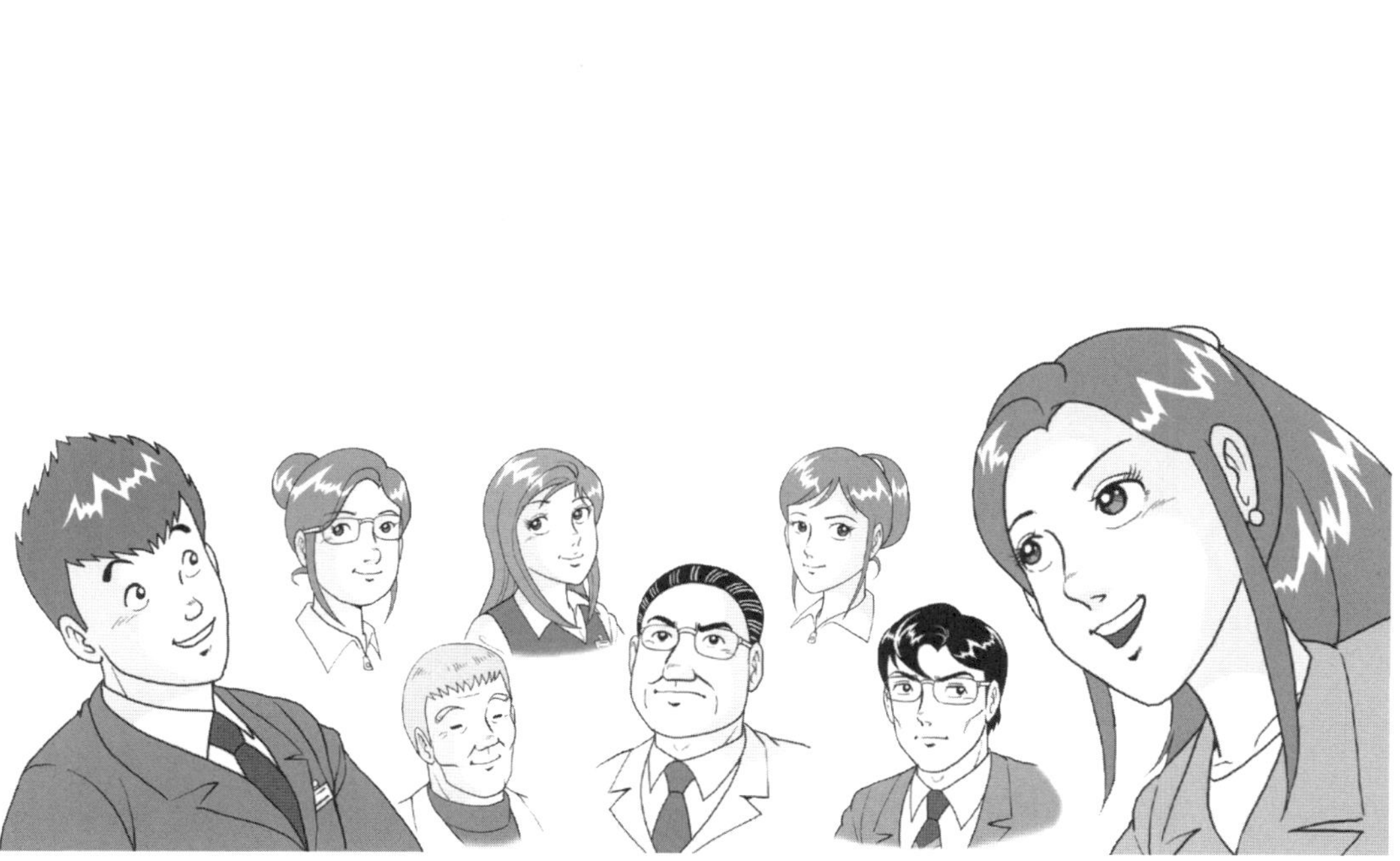

日本医療企画

# はじめに

環境保護に対して地球レベルで関心が集まっている。環境問題のニュースが流れない日はないと言っていいくらい、人類にとって重要な課題となっている。しかしながら、医療機関でこの言葉を聞くことはほとんどない。医療機関の経営が厳しくなり、それどころではないというのが本音なのだろうが、医療機関も地球市民としての社会的な役割と責任を果たさなければならない。

改正省エネ法が 2010（平成 22）年 4 月に施行されたが、医療機関にとっては 10 年ぶりにネットプラスになった診療報酬改定への対策に追われる時期なだけに、後回しの対応になることが予想される。「また制度対応か、あれもこれもできない」と感じる医療機関も多いかもしれないが、“ピンチはチャンスの始まり”である。省エネ対策は医療機関の経営に結び付けることができる。今日からでも一歩一歩着実に取り組んで欲しい。

そして、医療機関が省エネ対策で他の産業を凌ぐ勢いで業績を残し、社会の中でのその存在価値をよりアピールするよい機会にして欲しい。そのような前向きで真摯な姿勢を持つ医療機関を心の底から応援していきたいと思う。

平成 22 年 4 月　著者

# 本書の構成

本書は主に「準備編」と「実践編」からなる全 7 章で構成されており、各章ごとにマンガに対応する記事解説を載せてある。マンガはストーリーを重視しわかりやすく、記事解説はより突っ込んだ内容にしてある。

第 1 章から第 4 章までが「準備編」であり、制度の解説などを行っている。すでに制度についてご存知の方は確認の意味で目を通していただきたい。「実践編」である第 5 章以降は、具体的な省エネ対策への取り組みや書類の提出のポイントなどをわかりやすくまとめてある。しかし、省エネ対策についての具体的な取り組みについては個別の医療機関の事情が異なることや、紙幅の都合上ここで表現できていないことも多数ある。それらについては気軽に著者までお問い合わせいただければと考えている。

解説中の専門用語については「※」を付し、P.63「用語解説」にまとめているので参照して欲しい。

マンガでわかる！
# 医療機関のための「改正省エネ法」の理解と対策

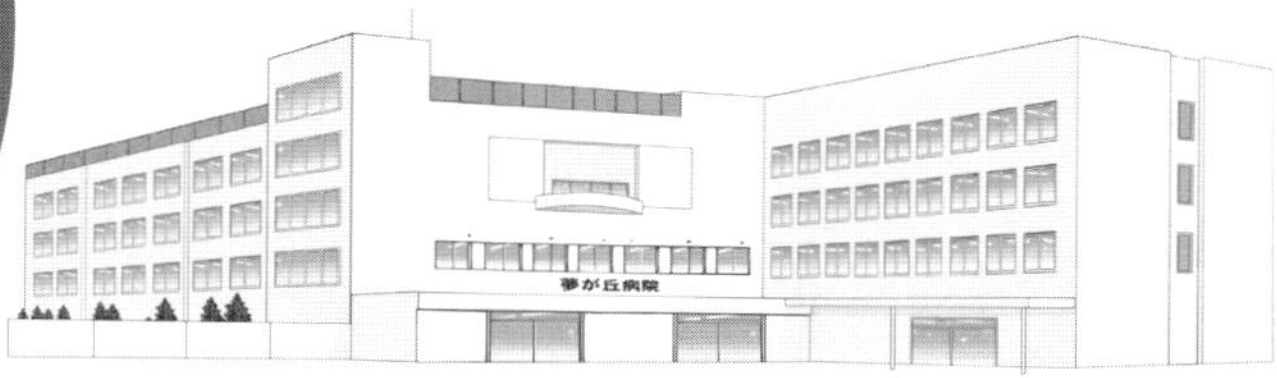


## CONTENTS



表紙デザイン●ノトヤイサム

# 2010年４月施行
# 「改正省エネ法」の概要

## 環境保護に対する時代の要請

我々人類は、自然と共生していかなければならない。かつての狩猟生活の時代から地球環境を活用してきたが、自然には自浄作用があるものの、産業革命以降の絶え間ない工業化の進展により、その作用が修復不可能な水準にまで達しつつある。工業化が我々の生活を便利で豊かなものにしてくれたことは事実であり、経済発展に寄与した部分も大きいだろう。しかしながら、二酸化炭素の排出によって地球温暖化が進行していることなど、環境破壊は我々に非常に身近な問題となりつつある。このような状況で、１９７２（昭和47）年のストックホルムに始まり、１９９２（平成４）年のブラジルのリオデジャネイロにおける環境と開発をテーマとした国際会議や１９９７（平成９）年の京都議定書の発効等により地球全体で環境問題に取り組む必要性が叫ばれるようになってきた。

省エネ法は１９７９（昭和54）年にオイルショックを契機として制定されたものであるが、現在、京都議定書の削減目標が危ういという状況もあり、大幅にエネルギー消費量が増加している業務・家庭部門における省エネルギーを強化するために改正されることになった。

我々は法律が改正されると、制度対応が求められることにばかり目がいきがちであるが、環境問題は我々地球市民である人類全体にとっての永遠の課題であり、単なる法制度を遵守すればよいということではないだろう。地球環境との共生を余儀なくされている人類にとって、環境保護への対策は時代の要請と捉えなければならない。

## 医療機関の社会的責任（ＨＳＲ）

改正省エネ法は、医療機関にも例外なく適用される。医療者側からすれば医療機関には患者さんの命を預かるという、省エネルギーよりも大切な役割があり、医療の質が第一であると主張したいところであろう。医療よりも環境破壊をしている産業は多数存在し、それらの産業を規制することのほうが重要であることも事実であろう。

しかしながら、医療も高エネルギーを消費している産業の１つであり、改正省エネ法の対象になる。これを単なる制度対応としてではなく、医療機関の経営に寄与する省エネ対策として受け止めることが必要である。省エネ対策は、医療機関の無駄を省く活動でもあり、経営改善に結び付けることができる。つまり、コスト削減につなげることも可能である。

医療人は大義名分を重んじる職種である。彼らまたは彼女らに対しては、〝コスト削減のために無駄な電気を消そう〟と主張するよりは、〝省エネ対策のために〟、そして〝次世代の環境保護のために〟と論じたほうがずっと効果的であると私は信じている。患者さんが安心して命を預けられる医療を提供し続けるという医療人の使命観と次世代の子供たちが安心して暮らせる社会を創るという環境保護に対する考え方は整合するものであり、医療人の心の琴線に触れるはずである。企業には社会的責任があり、CSR（Corporate Social Responsibility）には環境保護も当然含まれている。企業と同じく医療機関にも社会的責任があり、それには良質な医療を提供するだけではない、より広義の概念が含まれているはずである。まずは地道にできることから始めていくことが大きな第一歩につながることであろう。我々には、HSR（Hospital Social Responsibility）の1つとして省エネ対策に今日から取り組むことが求められている。

## P4Eに向けて

繰り返しになるが、医療は高エネルギー産業の1つである。今日、医療費増大が社会的な問題になっているが、医療機関が環境保護に前向きに取り組み、地球環境に貢献しているという姿勢を示すことは、これからさらに増え続けるであろう医療費に対する社会の理解を得ることにつながるのではないだろうか。

診療報酬に関して、P4P（Pay for Performance：医療の質に基づく診療報酬の支払い）やP4R（Pay for Reporting：正確な情報を適時に提供することに対する診療報酬の支払い）が議論されている。努力に報いる報酬という意味で、私案であるが、P4E（Pay for Environment：環境保護に対する経済的便益の支払い）という議論が巻き起こってもよいのではないかと思っている。もちろん環境保護をしているからといって診療報酬で評価できるものではないかもしれないが、患者さんの環境（命）を預かる医療機関が、地球の命を保護することに対して深い理解を示す人も少なくないだろう。そのような場合に、特別の料金徴収を認めこれを税額控除できるようにすることや病院建設にあたっての優遇措置などが拡大されてもよいであろう。

このような議論が巻き起こるためにはまず、医療機関が先陣を切って改正省エネ法を遵守し、適切な対応を行うことが求められている。医療機関が真摯に取り組んだ結果に対して、社会が注目しているのだから。

# この本の主な登場人物

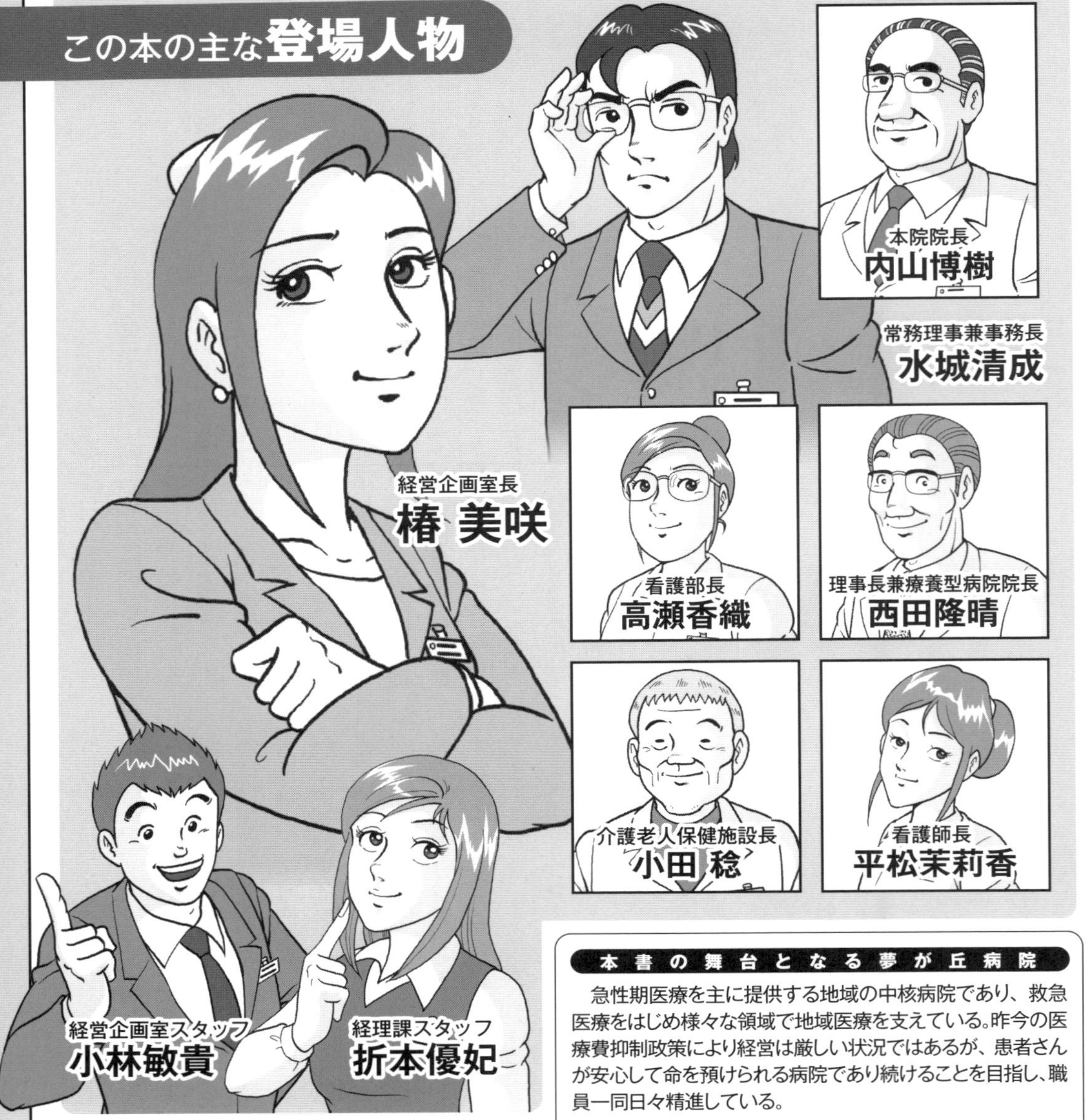


**本書の舞台となる夢が丘病院**

急性期医療を主に提供する地域の中核病院であり、救急医療をはじめ様々な領域で地域医療を支えている。昨今の医療費抑制政策により経営は厳しい状況ではあるが、患者さんが安心して命を預けられる病院であり続けることを目指し、職員一同日々精進している。

標榜診療科▶一般内科、循環器内科、外科、脳神経外科、整形外科、産婦人科、耳鼻科、眼科、皮膚科、泌尿器科、リハビリテーション科、精神科

病床数▶350 床(一般病床 300 床、精神病床 50 床)

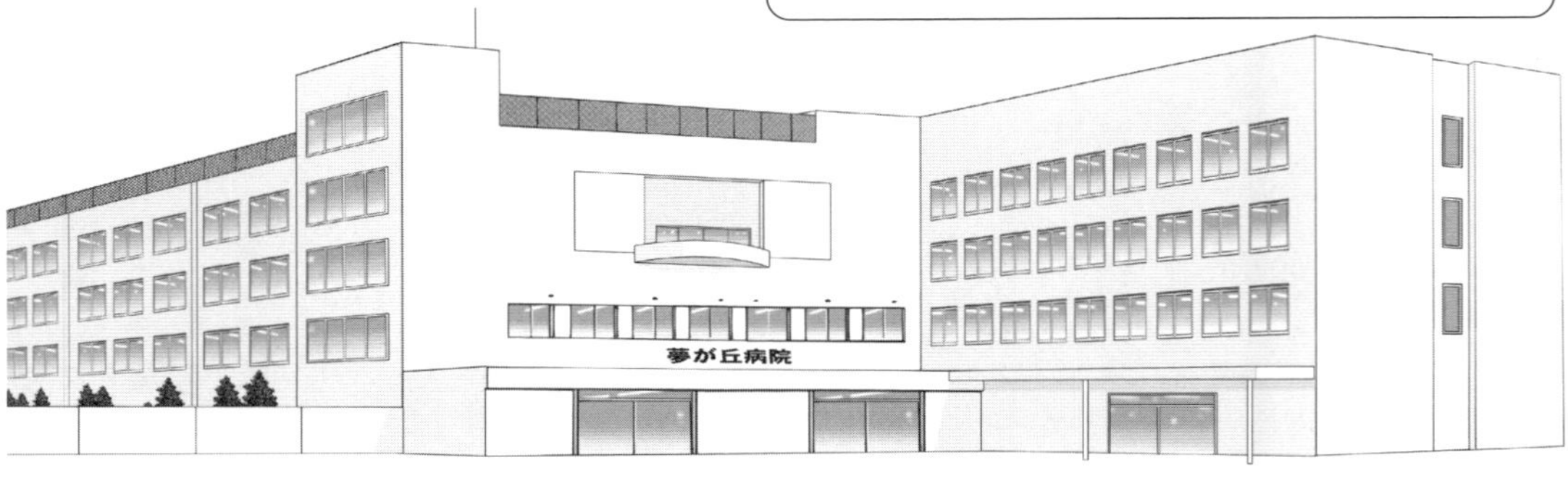

# 第1章 準備編

## 2010年4月「改正省エネ法」が始まる

# 規制対象の病床の目安は500〜600!?

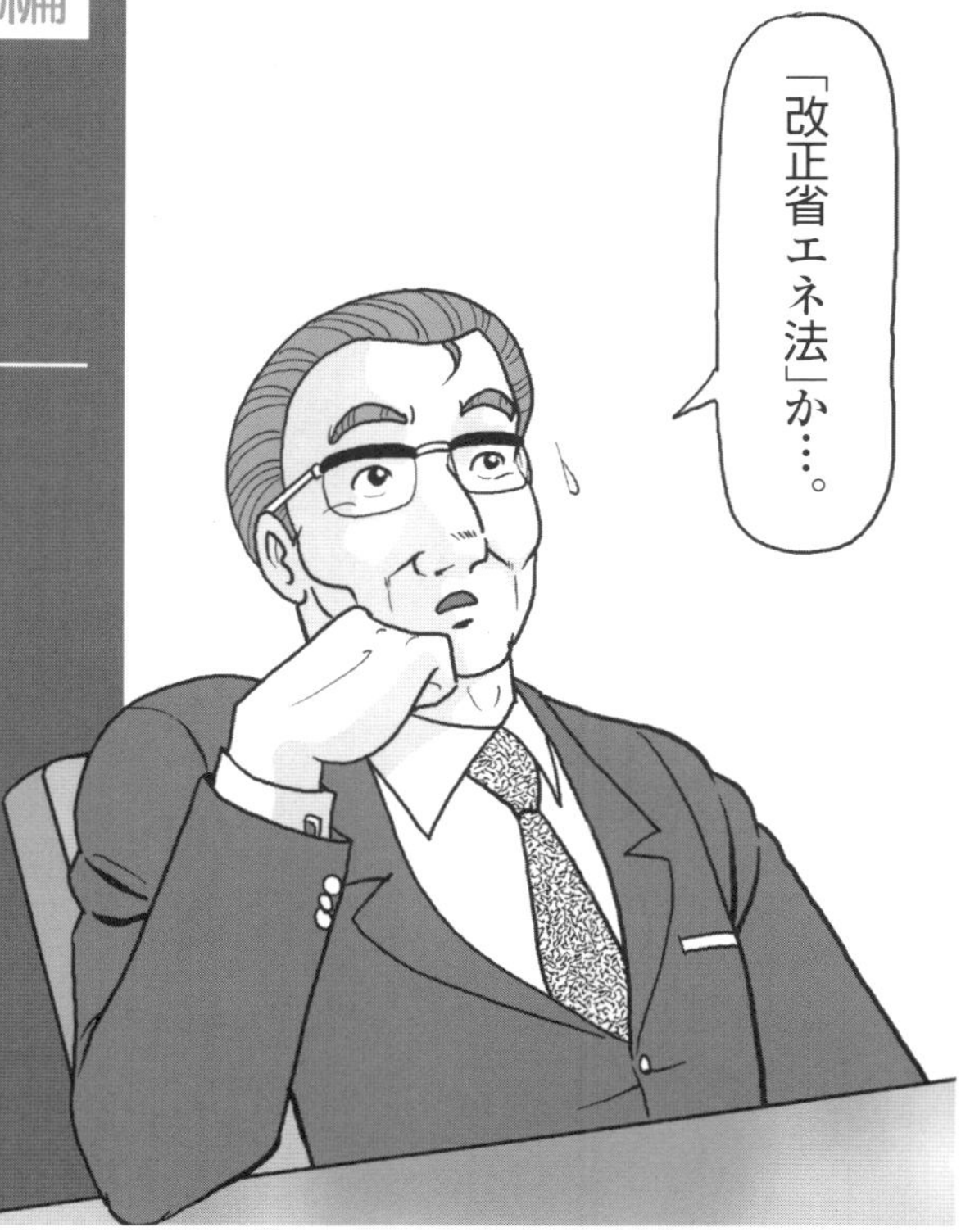
「改正省エネ法」か…。

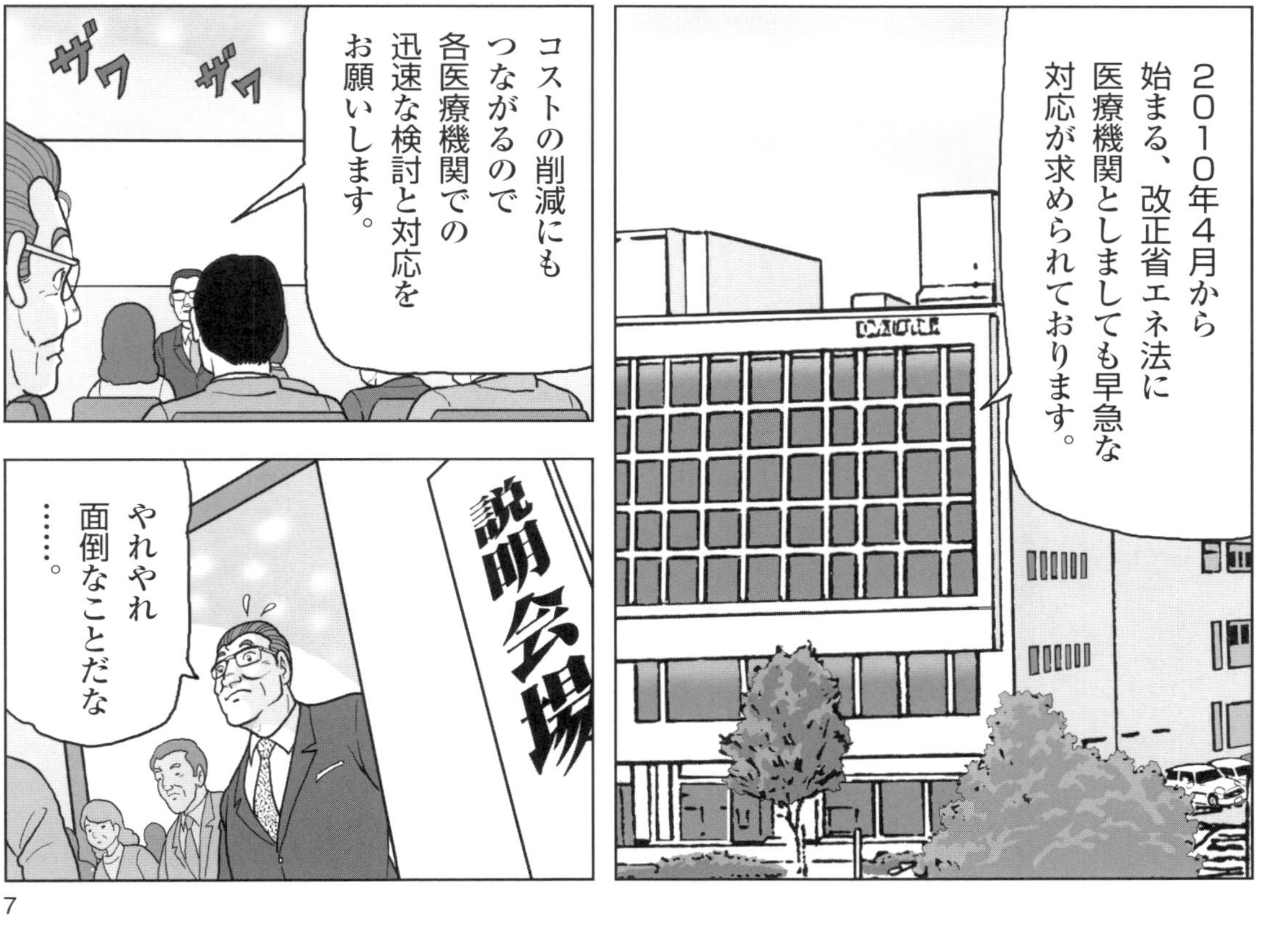
2010年4月から始まる、改正省エネ法に医療機関としましても早急な対応が求められております。
コストの削減にもつながるので各医療機関での迅速な検討と対応をお願いします。
ザワ ザワ
説明会場
やれやれ面倒なことだな……。

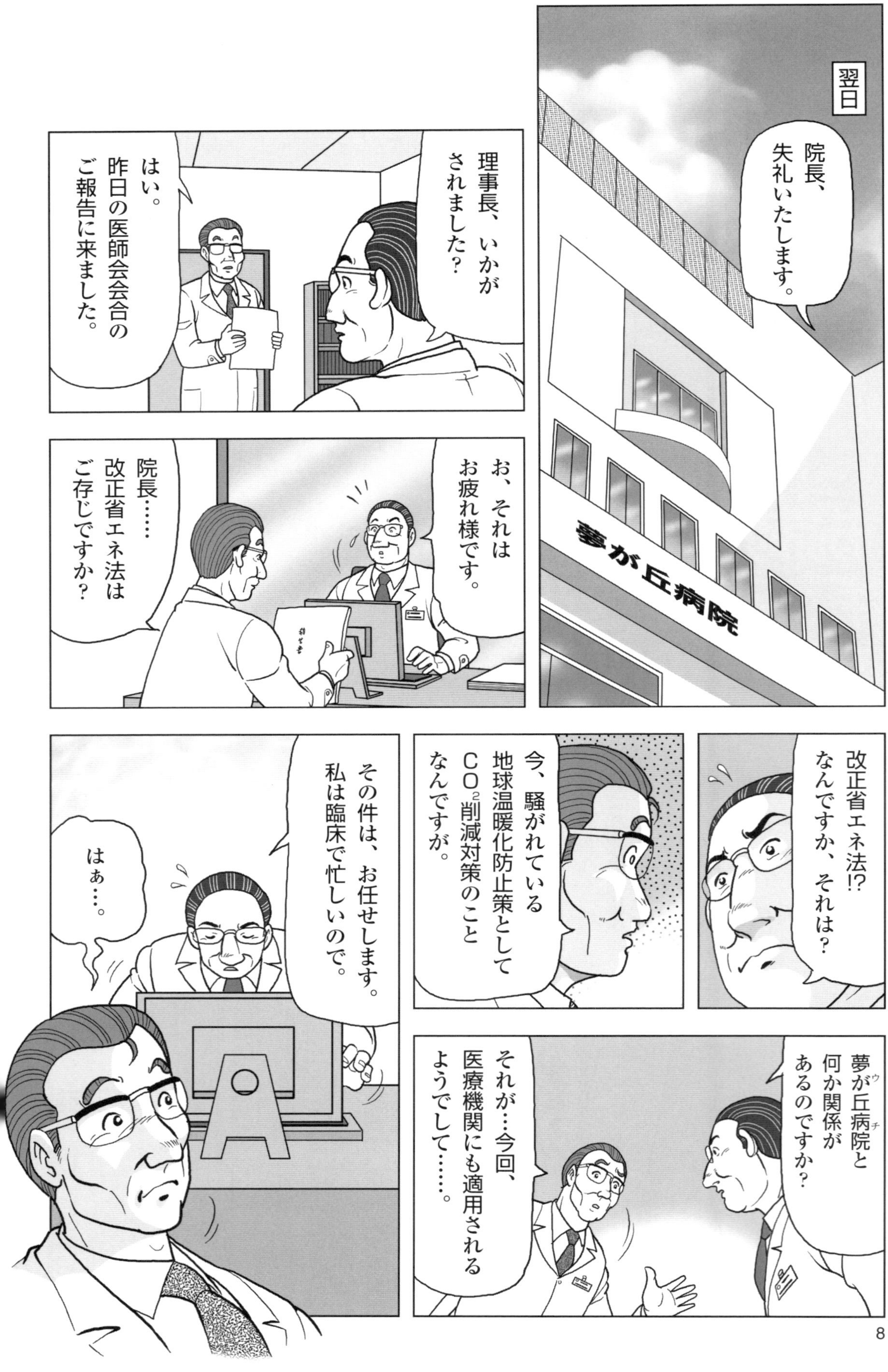
翌日
院長、失礼いたします。
理事長、いかがされました？
はい。昨日の医師会会合のご報告に来ました。
お、それはお疲れ様です。
院長……改正省エネ法はご存じですか？
改正省エネ法!?なんですか、それは？
今、騒がれている地球温暖化防止策として$CO_2$削減対策のことなんですが。
夢が丘病院《ウチ》と何か関係があるのですか？
それが…今回、医療機関にも適用されるようでして……。
その件は、お任せします。私は臨床で忙しいので。
はぁ…。

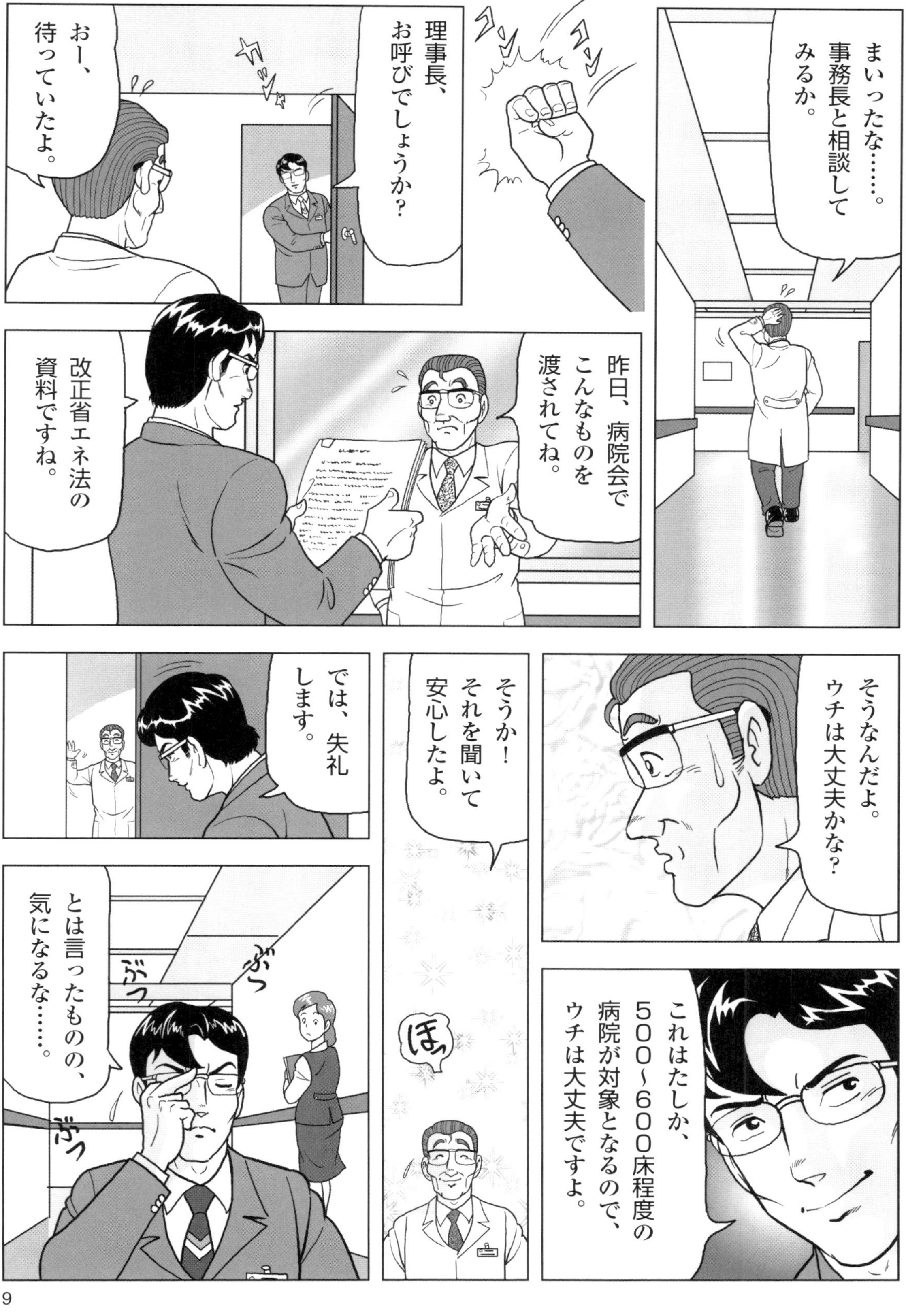
まいったな……。事務長と相談してみるか。
コンコン
理事長、お呼びでしょうか？
おー、待っていたよ。
昨日、病院会でこんなものを渡されてね。
改正省エネ法の資料ですね。
そうなんだよ。ウチは大丈夫かな？
これはたしか、500～600床程度の病院が対象となるので、ウチは大丈夫ですよ。
そうか！それを聞いて安心したよ。
ほっ
では、失礼します。
とは言ったものの、気になるな……。
ぶっ
ぶっ
ぶっ

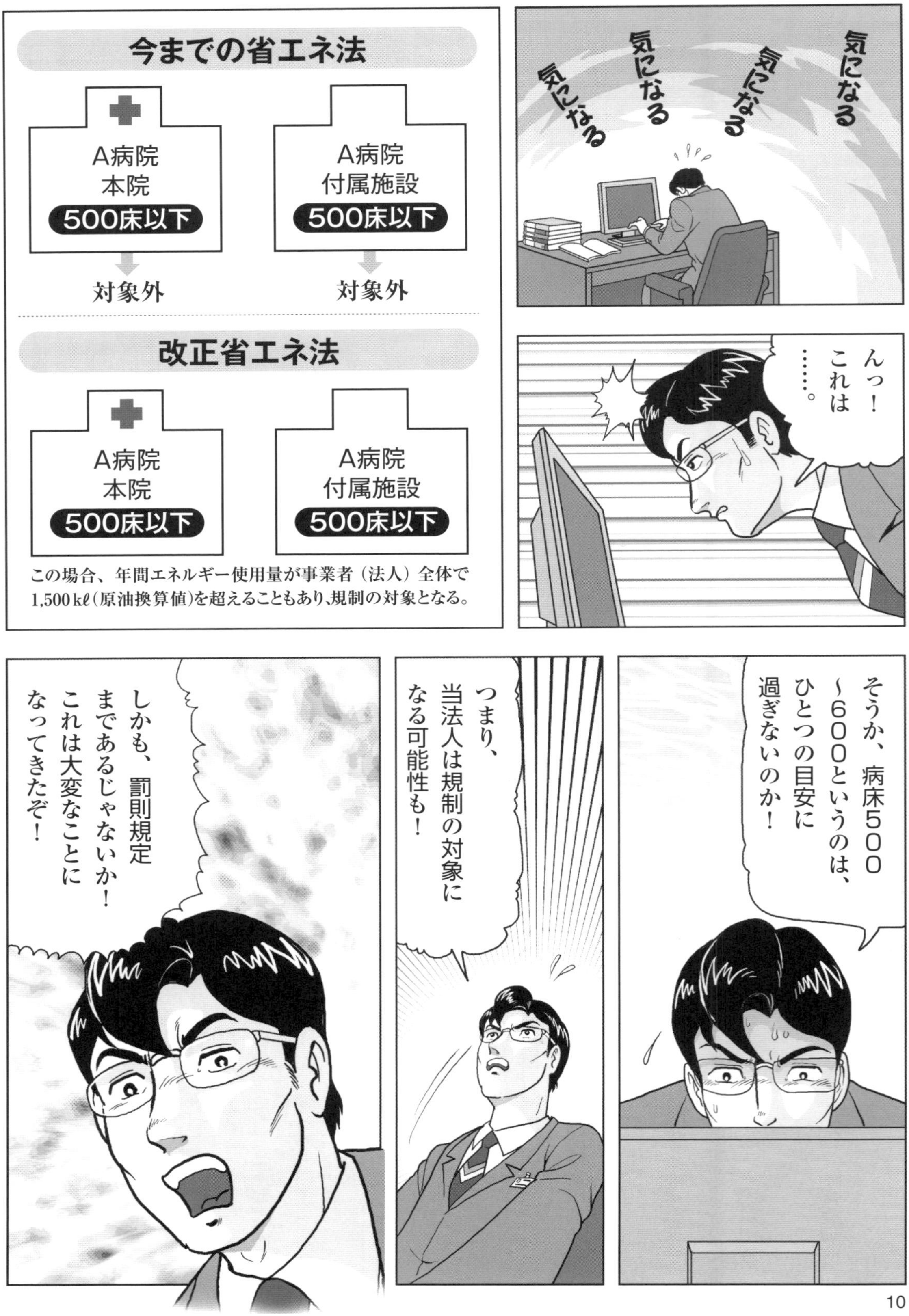
気になる
気になる
気になる
気になる
んっ！
これは……。
今までの省エネ法
A病院
本院
500床以下
対象外
A病院
付属施設
500床以下
対象外
改正省エネ法
A病院
本院
500床以下
A病院
付属施設
500床以下
この場合、年間エネルギー使用量が事業者（法人）全体で
1,500kℓ（原油換算値）を超えることもあり、規制の対象となる。
そうか、病床500～600というのは、ひとつの目安に過ぎないのか！
つまり、当法人は規制の対象になる可能性も！
しかも、罰則規定まであるじゃないか！これは大変なことになってきたぞ！

# 第1章 【準備編】2010年4月 「改正省エネ法」が始まる

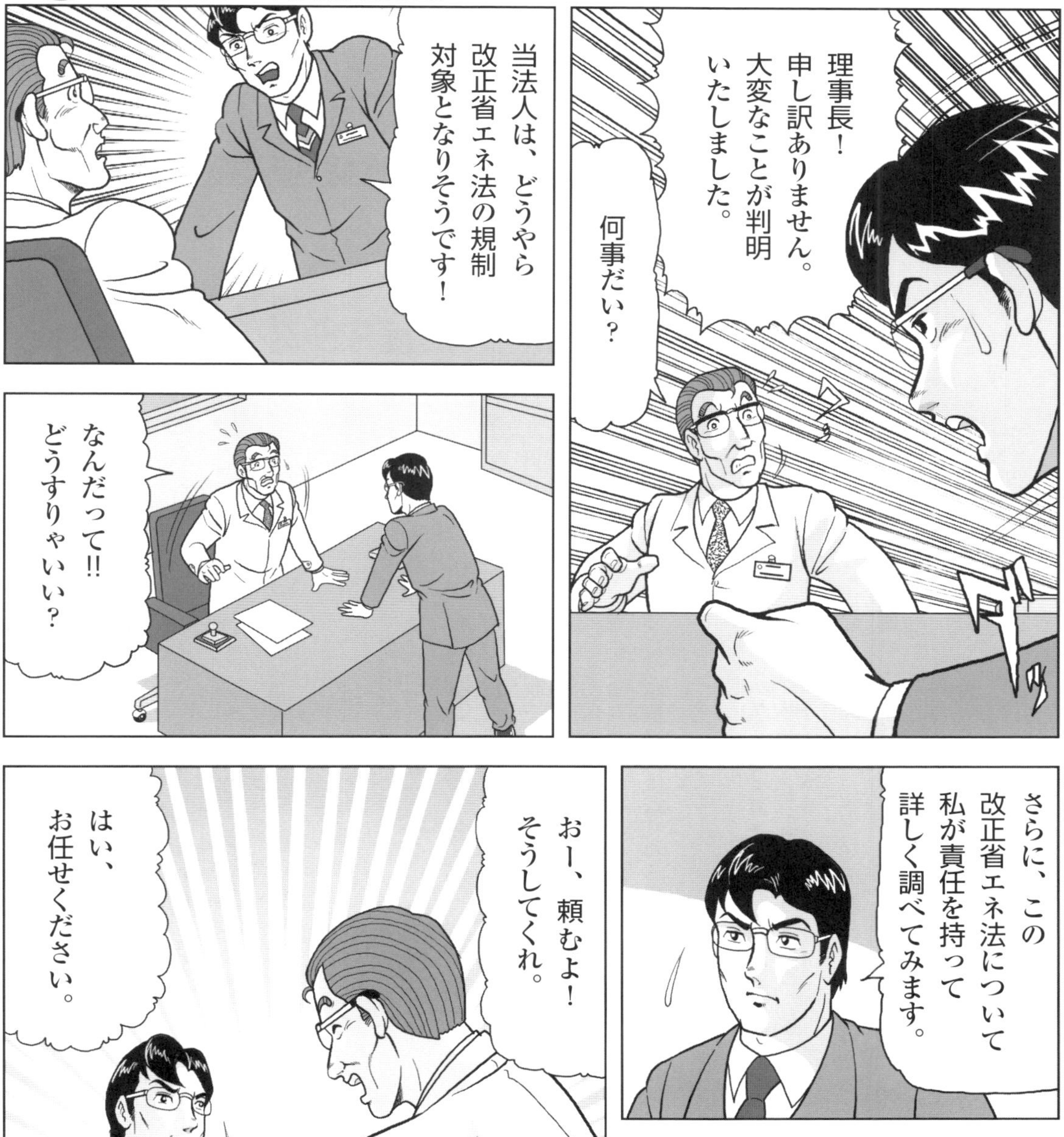
理事長！申し訳ありません。大変なことが判明いたしました。
何事だい？
当法人は、どうやら改正省エネ法の規制対象となりそうです！
なんだって!! どうすりゃいいい？
さらに、この改正省エネ法について私が責任を持って詳しく調べてみます。
この件はスタッフ全員の理解が必要なので
のちに院内で勉強会を開きたいと思います。
おー、頼むよ！そうしてくれ。
はい、お任せください。

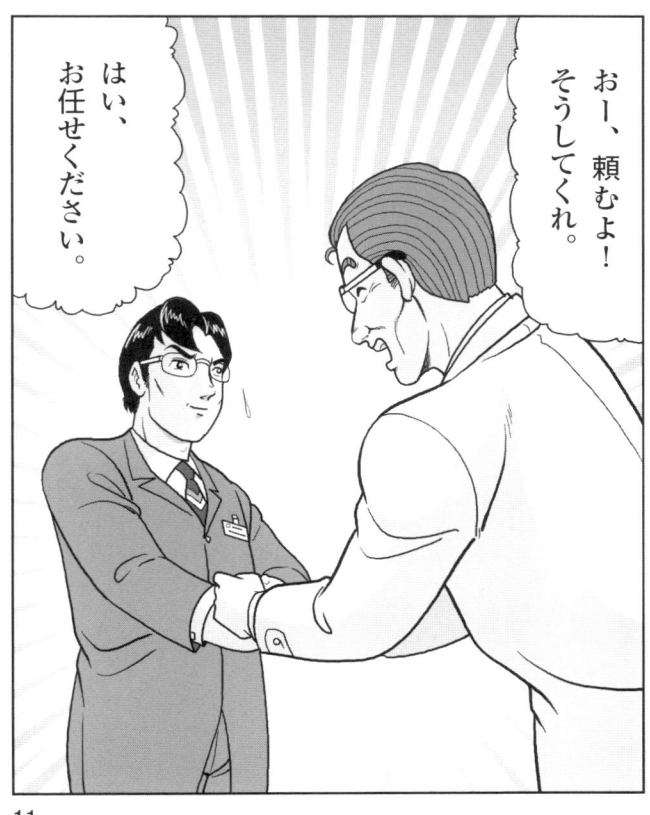

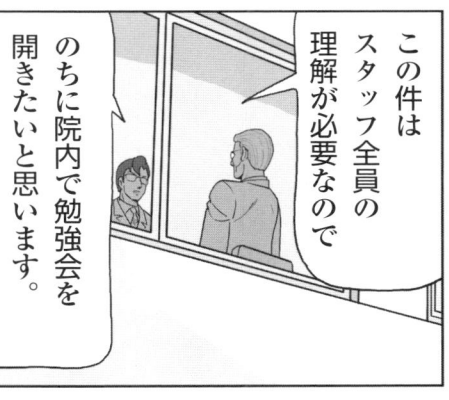

# 省エネ対策の必要性

## ～省エネへの取り組みは病院経営に貢献する～

**2010年4月は、医療機関にとって大きな転換点になる――診療報酬改定への対応だけでなく、「改正省エネ法」という新たな制度への対応も求められる。制度対応のみで終わらせず、経営改善に結び付けることが重要である。**

### 医療機関は高エネルギー事業

温暖化や異常気象という現象を目の当たりにしている今日、地球環境保護の重要性は日に日に増している。「環境保護」を産業の視点で見た場合、製造メーカーや輸送業等に対する規制をイメージする方が多いかもしれないが、医療機関も高エネルギー事業である。24時間稼働する病棟や救急対応のために夜間まで稼働する手術室、中央診療部門……を思い浮かべれば、そのエネルギー排出量の多さに納得がいくだろう。

もちろん医療機関は、患者さんの命を預かる場所であるため、エネルギー使用量削減が第一義とはならないことは言うまでもない。とはいえ、社会的な存在として、ひいては拡大するグローバリゼーションにおいての地球市民の1人として、無駄なエネルギーを極力抑えるという使命は、医療機関にとっても重要であることは間違いない。

### 省エネルギー化は医療機関の経営を効率化する

さらに、経営が逼迫する医療機関が多い中で、省エネルギー化はコスト削減につながることも多く、積極的に取り組むべき課題と言えるだろう。省エネ法が改正され、その対象に医療機関も含まれることから、今後、先進的な医療機関は環境に配慮しながら、良質な医療を提供することが期待されている。

### 「改正省エネ法」の概要

2010（平成22）年4月に省エネ法（エネルギーの使用の合理化に関する法律）が改正された。この省エネ法は、オイルショック※1を契機として1979（昭和54）年に「内外のエネルギーをめぐる経済的社会的環境に応じた燃料資源の有効な利用の確保」と「工場・事業場、輸送、

# 解説

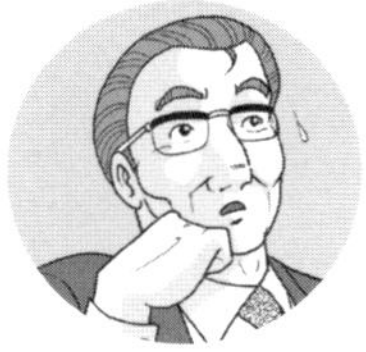

構築物、機械器具についてのエネルギーの使用の合理化を総合的に進めるための必要な措置を講ずる」こと等を目的に制定されたものである。

今回、省エネ法が改正された背景には、１９９７（平成９）年に議決された「京都議定書[※2]」の存在がある。先進国間で、温室効果ガス排出量の削減を定めたにも関わらず、我が国では増加傾向にあり、目標達成が危ぶまれている。特に、業務・家庭部門のエネルギー消費が伸びており、その対策として法改正に踏み切ったのだ。

## 改正省エネ法の規制対象は４つの事業

規制対象事業は、４つの分野（〝工場・事業場〟、〝輸送〟、〝住宅・建築物〟、〝機械器具〟）とされ、医療機関は１つ目の「〝事業場〟を設置して事業を行う者」に含まれる。ただし、ここで注意したいのは、すべての医療機関が規制の対象となるわけではなく、〝一定規模以上〟の医療機関に限定されていることだ。

改正省エネ法と従来の省エネ法の大きな変更点は、その規制対象にある（図１−１）。

## 「病院単位」から「法人単位」の規制に

従来は、一定規模以上の大規模な病院に対し、「病院（施設）単位のエネルギー管理」を義務付けていたが、改正省エネ法では「法人単位でのエネルギー管理」が義務付けられることになった。

具体的には、従来の省エネ法では施設ごとに１５００kℓ[※2]（原油換算値）以上のエネルギー使用量がある場合には規制の対象となっていたが、改正省エネ法では法人単位で１５００kℓ以上の場合に対しても規制が行われる。

１５００kℓと言ってもどのくらいのエネルギー使用量なのかを把握している医療機関は少ないだろう。経済産業省によると１５００kℓの目安としては、５００〜６００床規模以上とされており、対象は多くない。

しかしながら、〝法人単位〟となると状況は大きく違ってくるだろう。傘下に複数の病院を抱え合計で５００床を超える場合や、介護事業等の多角的な展開をしている法人も多数存在するはずである。

つまり、多くの医療機関にとって改正省エネ法は制度対応が求められるものと考えるのが適切であろう。

### 原油換算って何？

異なるエネルギー量を共通の尺度で比較するために原油発熱量を用いて原油量（ℓ）に換算すること。原油発熱量とは、発熱量１０００万GJを原油０・０２５８kℓに換算したもの。

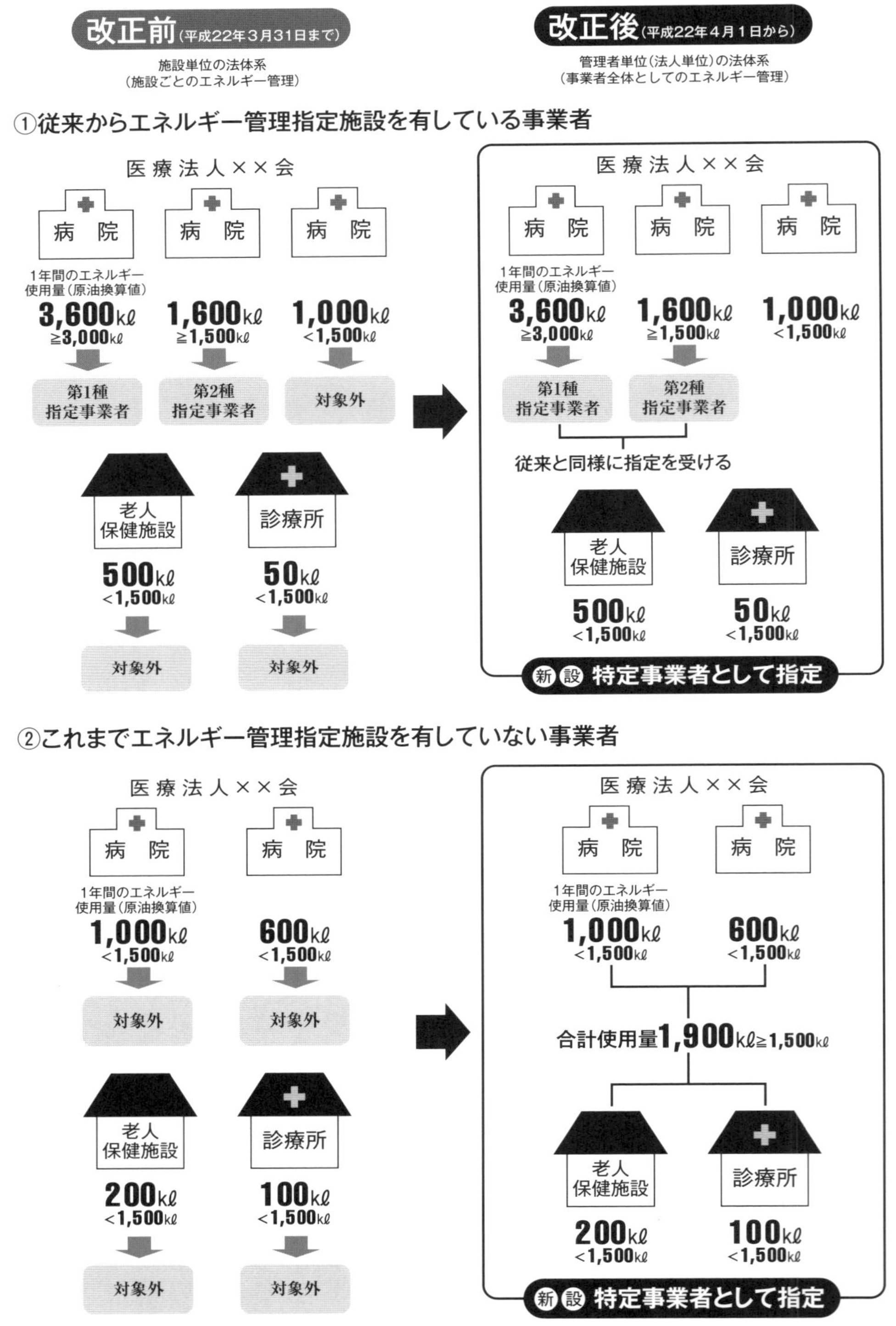


(財)省エネルギーセンター「改正省エネ法の概要2010」を基に作成

**【図 1-1　省エネ法による規制対象となる事業者の単位（改正前後の比較）】**

第2章 準備編

## 「改正省エネ法」で医療機関はこう変わる

# 規制対象の基準は法人全体の燃料・熱・ガス・電気の排出量の総和

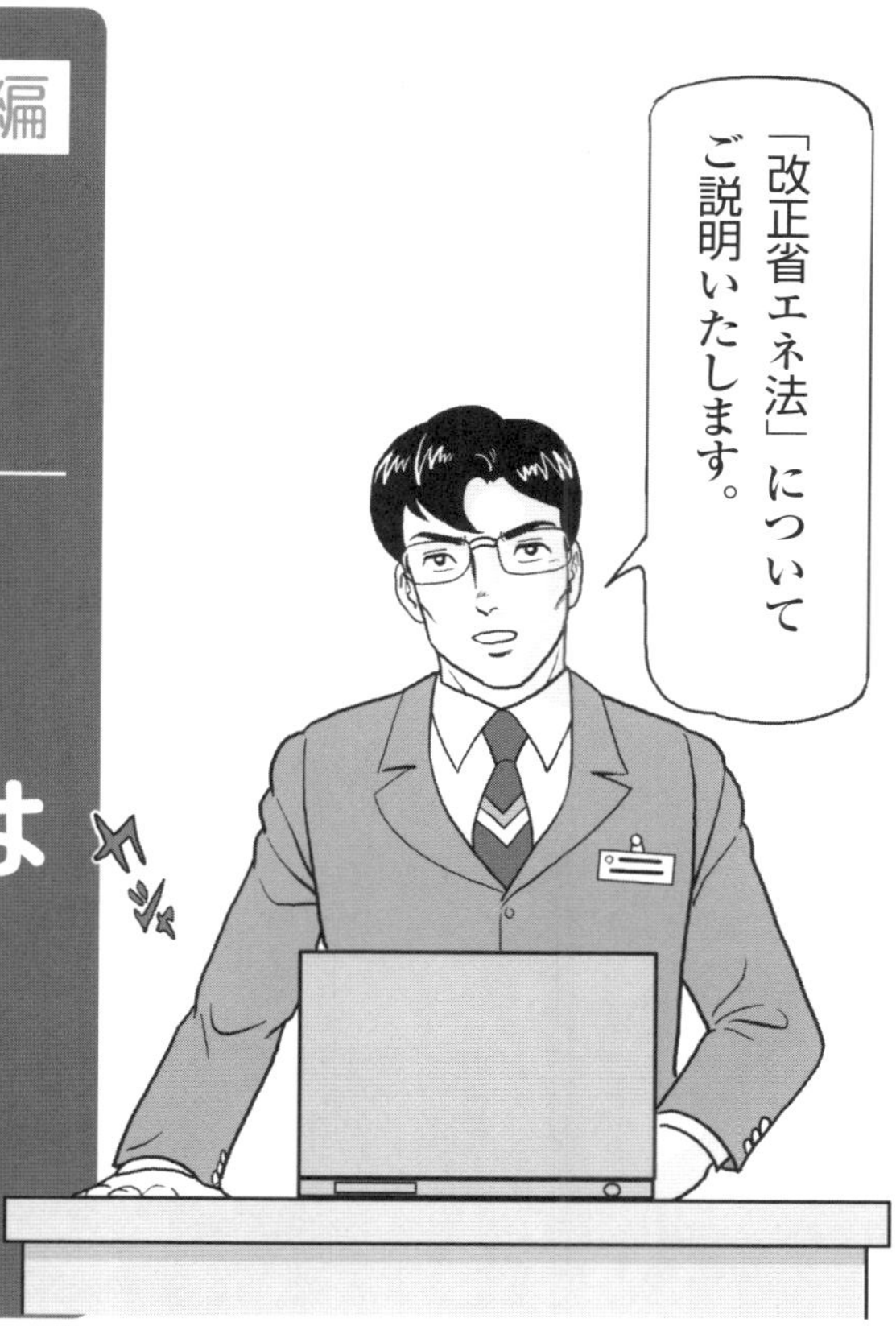
「改正省エネ法」についてご説明いたします。

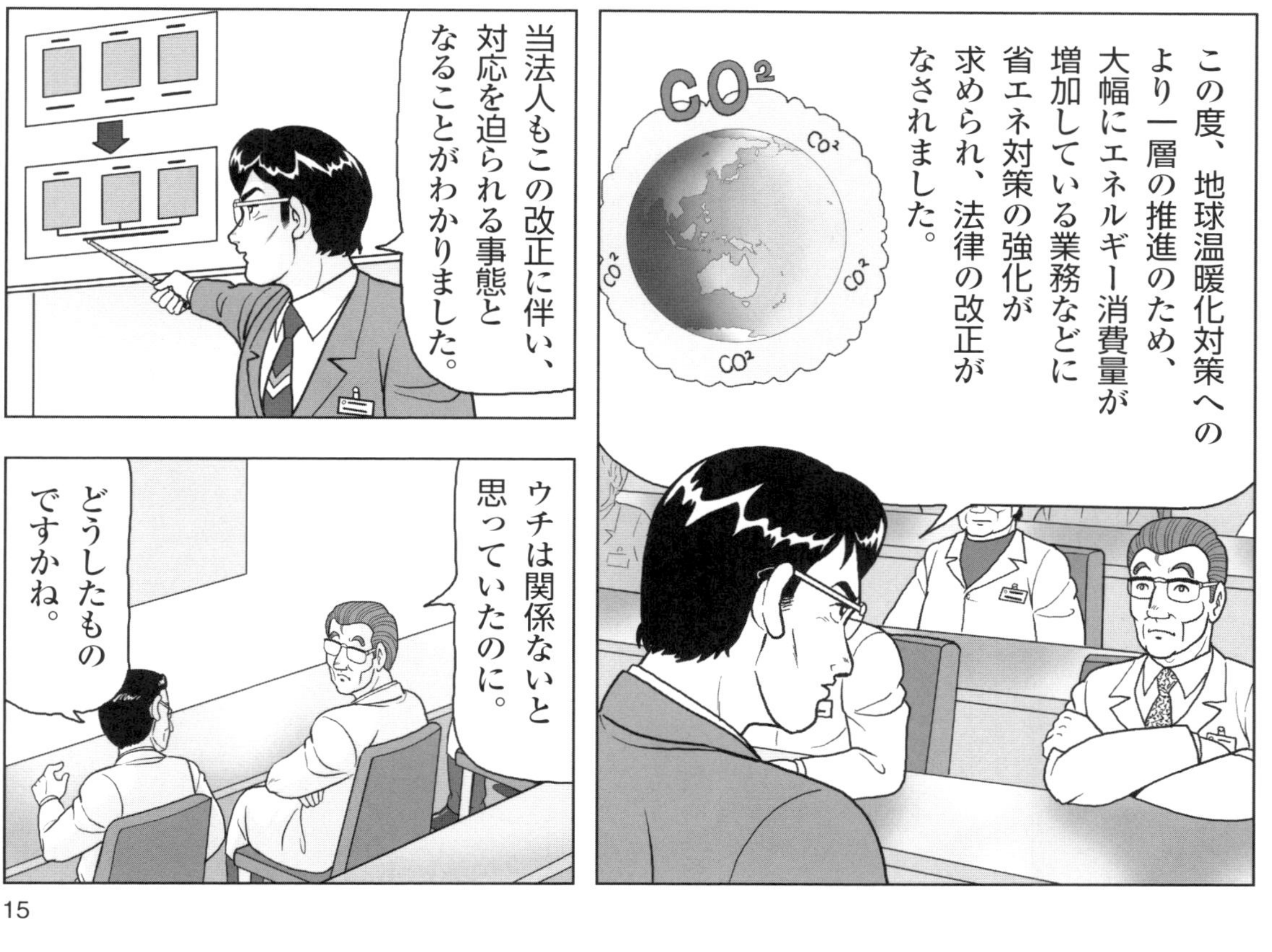
この度、地球温暖化対策へのより一層の推進のため、大幅にエネルギー消費量が増加している業務などに省エネ対策の強化が求められ、法律の改正がなされました。

$CO^2$

当法人もこの改正に伴い、対応を迫られる事態となることがわかりました。

ウチは関係ないと思っていたのに。

どうしたものですかね。

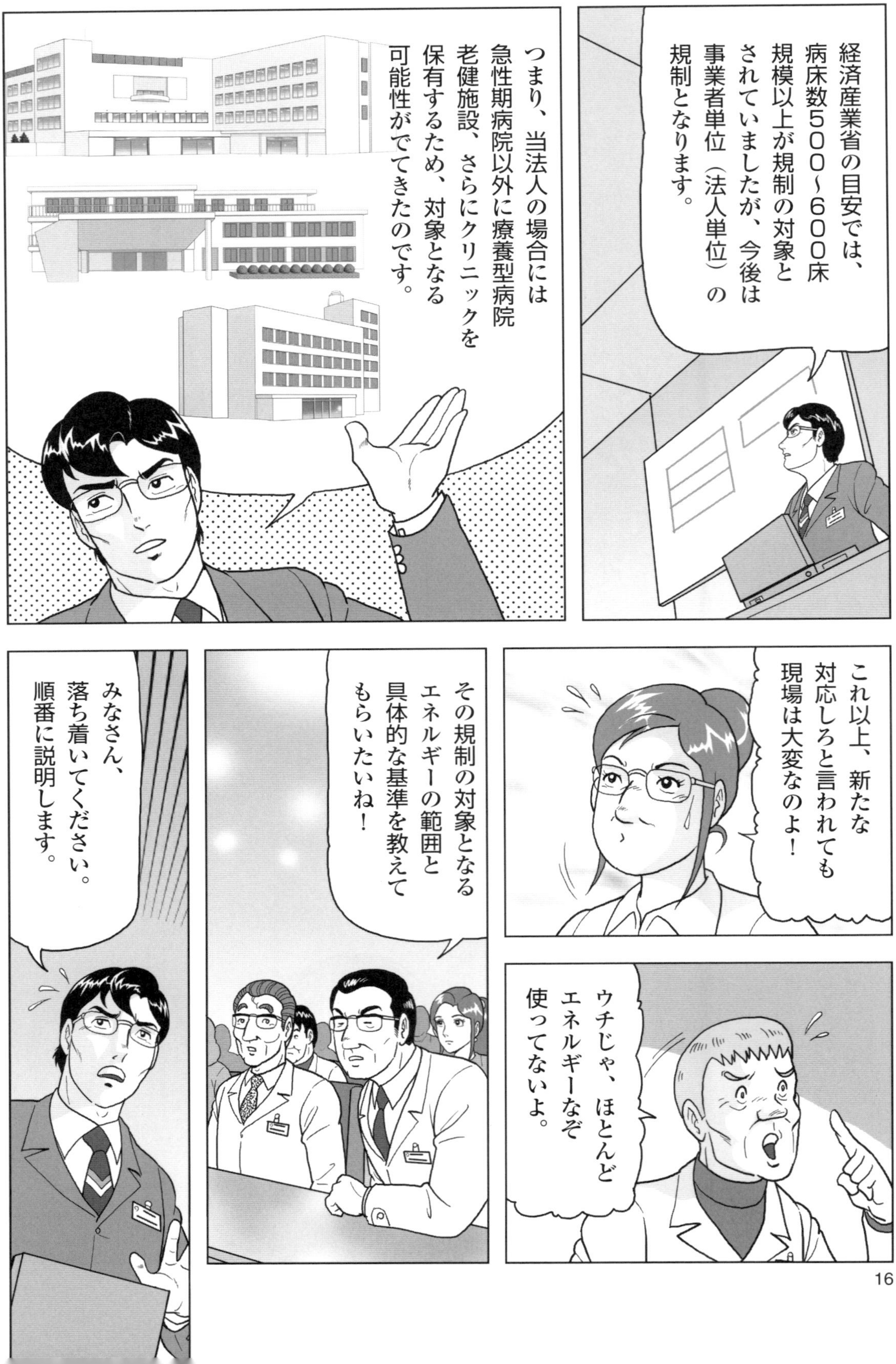
経済産業省の目安では、病床数５００～６００床規模以上が規制の対象とされていましたが、今後は事業者単位（法人単位）の規制となります。

つまり、当法人の場合には急性期病院以外に療養型病院老健施設、さらにクリニックを保有するため、対象となる可能性がでてきたのです。

これ以上、新たな対応しろと言われても現場は大変なのよ！

ウチじゃ、ほとんどエネルギーなぞ使ってないよ。

その規制の対象となるエネルギーの範囲と具体的な基準を教えてもらいたいね！

みなさん、落ち着いてください。順番に説明します。

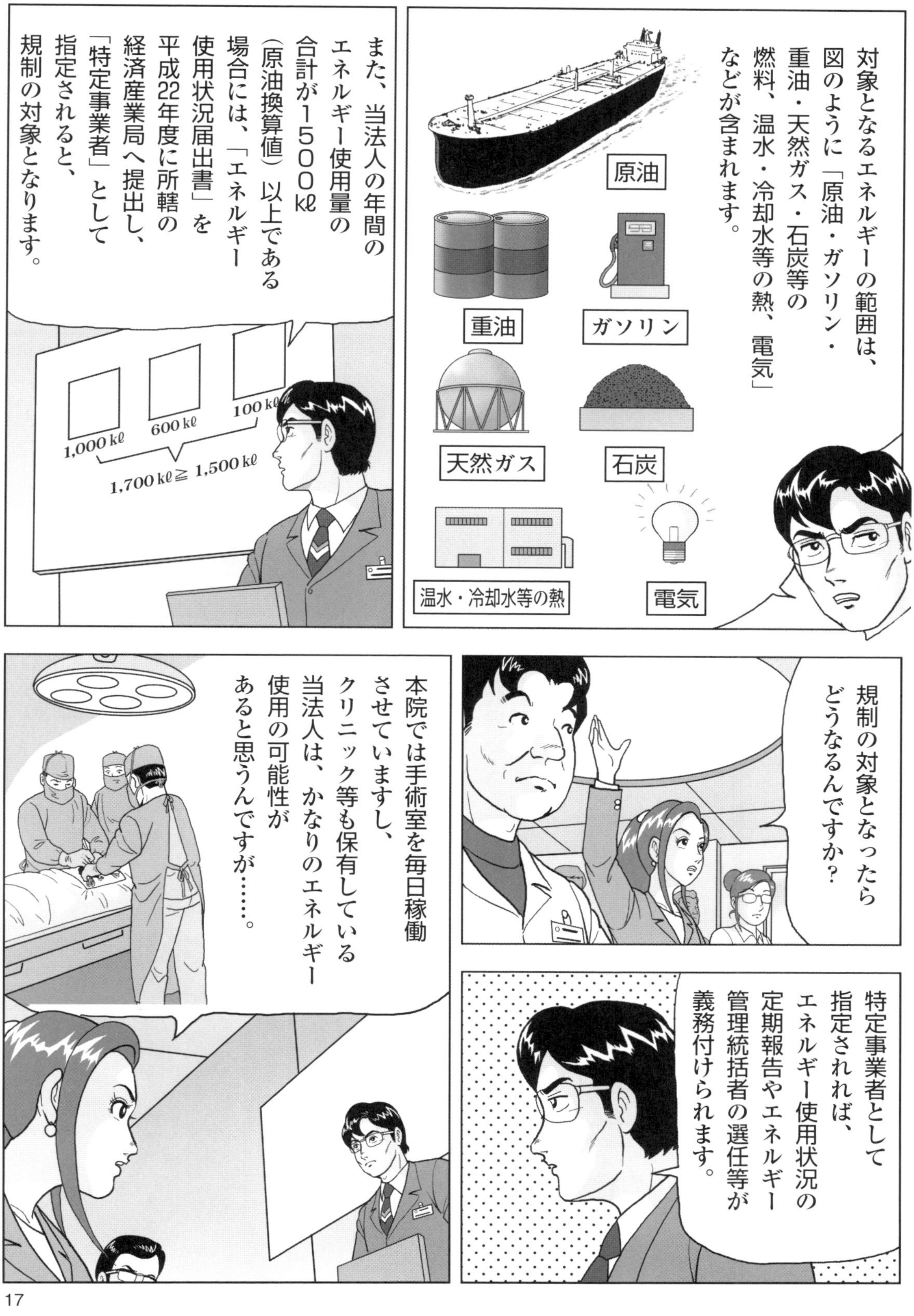
対象となるエネルギーの範囲は、図のように「原油・ガソリン・重油・天然ガス・石炭等の燃料、温水・冷却水等の熱、電気」などが含まれます。
原油
重油
ガソリン
天然ガス
石炭
温水・冷却水等の熱
電気
また、当法人の年間のエネルギー使用量の合計が1500kℓ（原油換算値）以上である場合には、「エネルギー使用状況届出書」を平成22年度に所轄の経済産業局へ提出し、「特定事業者」として指定されると、規制の対象となります。
1,000 kℓ
600 kℓ
100 kℓ
1,700 kℓ≧1,500 kℓ
規制の対象となったらどうなるんですか？
特定事業者として指定されれば、エネルギー使用状況の定期報告やエネルギー管理統括者の選任等が義務付けられます。
本院では手術室を毎日稼働させていますし、クリニック等も保有している当法人は、かなりのエネルギー使用の可能性があると思うんですが……。

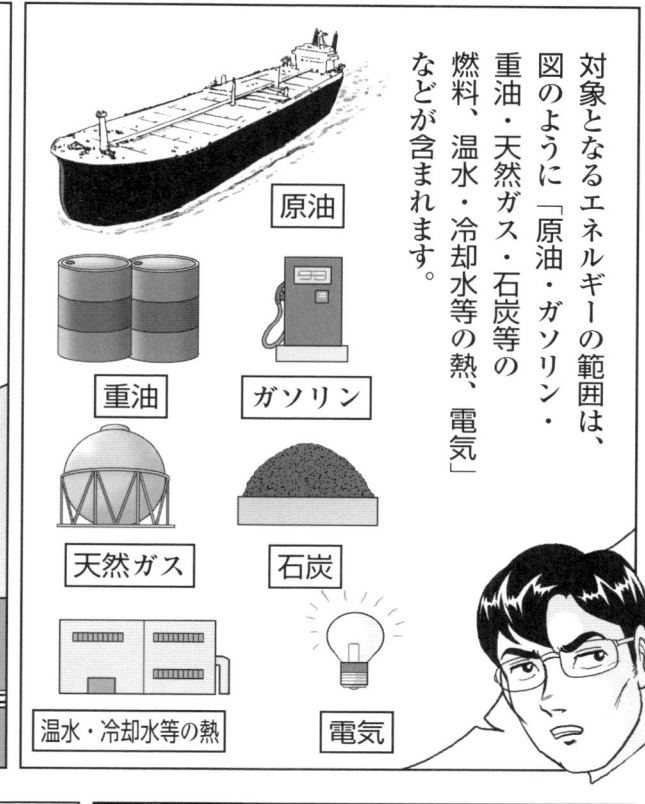

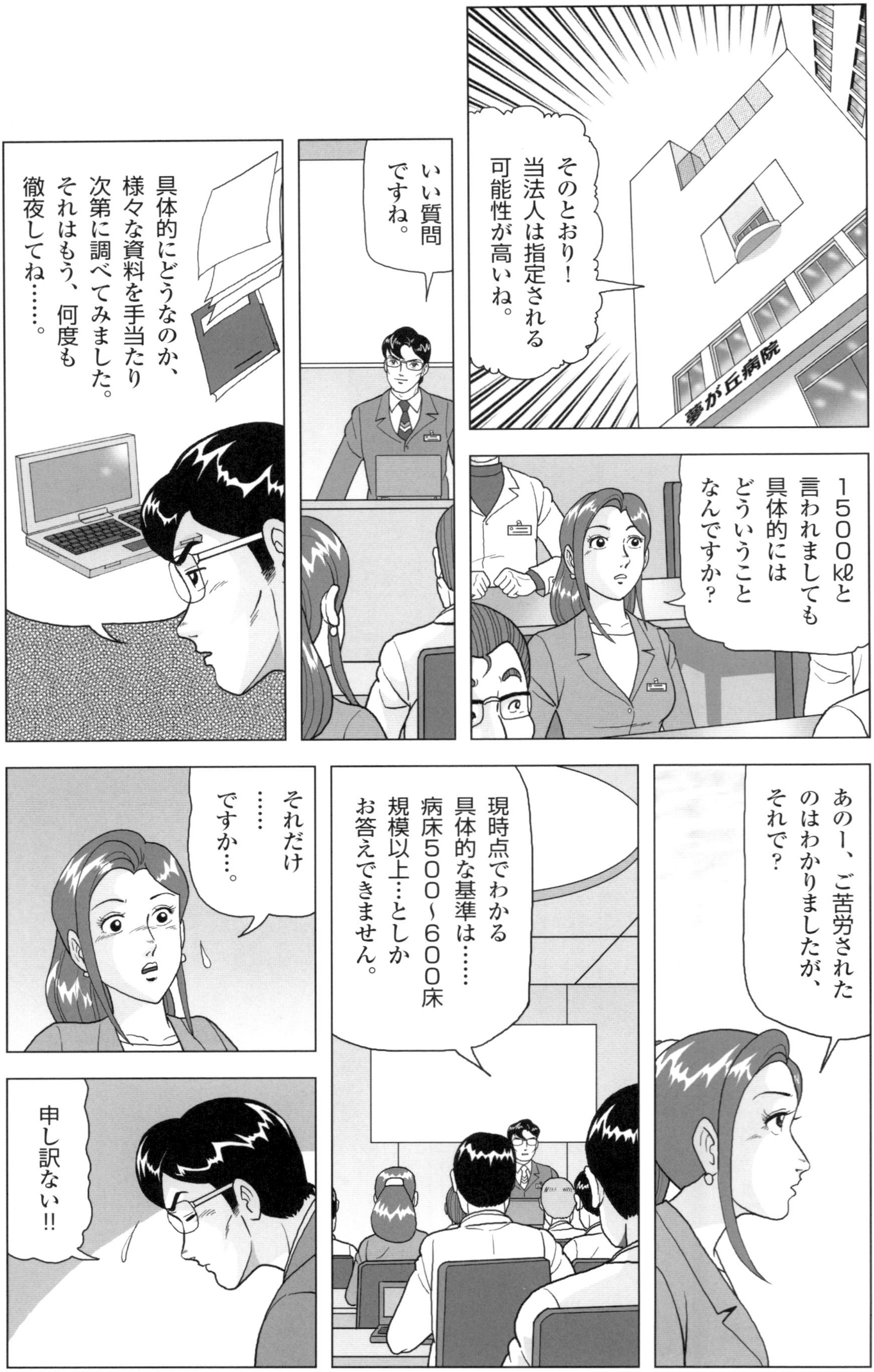
そのとおり！当法人は指定される可能性が高いね。

夢が丘病院
1500kℓと言われましても具体的にはどういうことなんですか？

いい質問ですね。

具体的にどうなのか、様々な資料を手当たり次第に調べてみました。それはもう、何度も徹夜してね……。

あのー、ご苦労されたのはわかりましたが、それで？

現時点でわかる具体的な基準は……病床500～600床規模以上…としかお答えできません。

それだけ……ですか…。

申し訳ない!!

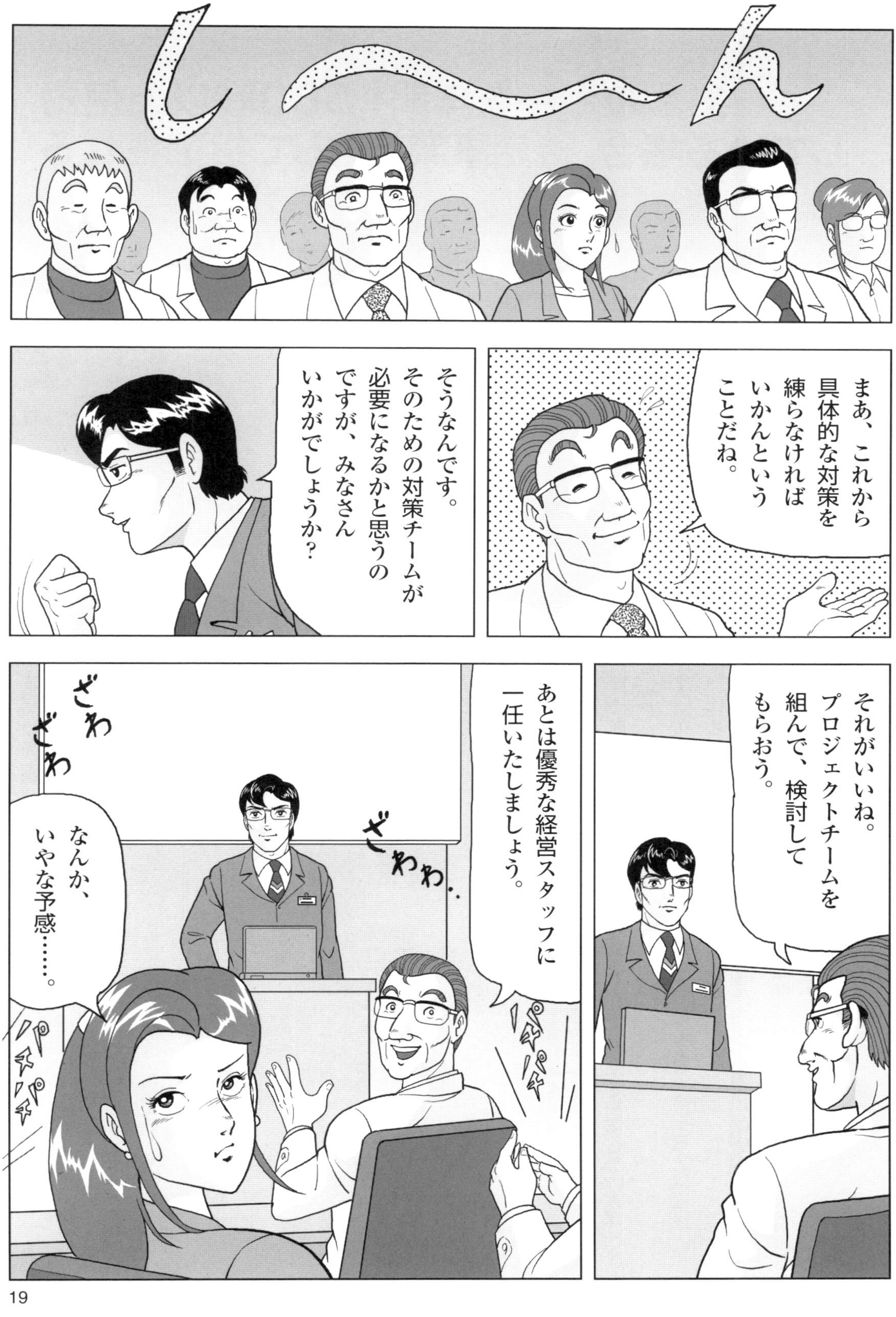
し〜ん
まあ、これから具体的な対策を練らなければいかんということだね。
そうなんです。そのための対策チームが必要になるかと思うのですが、みなさんいかがでしょうか？
それがいいね。プロジェクトチームを組んで、検討してもらおう。
あとは優秀な経営スタッフに一任いたしましょう。
ざわざわ
ざわわ‥
パチパチ
パチパチ
なんか、いやな予感……。

# エネルギーを年間1,500kℓ以上使用している場合、特定事業者として指定される



**今回の省エネ法の改正によって、医療機関に求められることは、まず法人全体でのエネルギー使用量の把握である。**

## 対象となるエネルギーの範囲

省エネ法では燃料（原油・ガソリン・重油・天然ガス・石炭など）、熱（温水・冷却水など）、ガス、電気を対象としており、廃棄物からの回収エネルギーや風力、太陽光等の非化石エネルギーは対象とはならない。

## 把握すべきエネルギー使用期間と届出期間

２００９（平成21）年4月1日～２０１０（平成22）年3月末日までのエネルギー使用量を正確に把握しなければならない。もしも法人全体で１５００kℓ以上を使用している場合には、その結果を5月末日まで（２０１０年は7月末日まで）に、法人の所在地を管轄する経済産業局※3へ「エネルギー使用状況届出書」を提出しなければならない。

この書類を提出した法人に対して国は「特定事業者」として指定する。

## 特定事業者

特定事業者※4として指定された場合には、法人単位でのエネルギー管理を実施し、中長期的にみて年平均１％以上のエネルギー消費原単位（P.60参照）の低減をする努力義務が課される。特定事業者は、「中長期計画書」および「定期報告書」を毎年度7月末日まで（２０１０年度は11月末日まで）に、法人本部を管轄する経済産業局と事業場の所轄省庁（医療機関の場合には、主に厚生労働省が想定される）に提出しなければならない。

## エネルギー管理統括者とエネルギー管理企画推進者

特定事業者においては、「エネルギー管理統括者」および「エネルギー管理企画推進者」を各1名選任し、管轄する経済産業局に「エネルギー管理統括者及びエネルギー管理企画推進者の選任届」を提出しなければならない。

「エネルギー管理統括者」は役員クラス等が想定されている。これは、法人全体として省エネに取り組むことが求められることを意味している（詳細は http://www.eccj.or.jp/law/

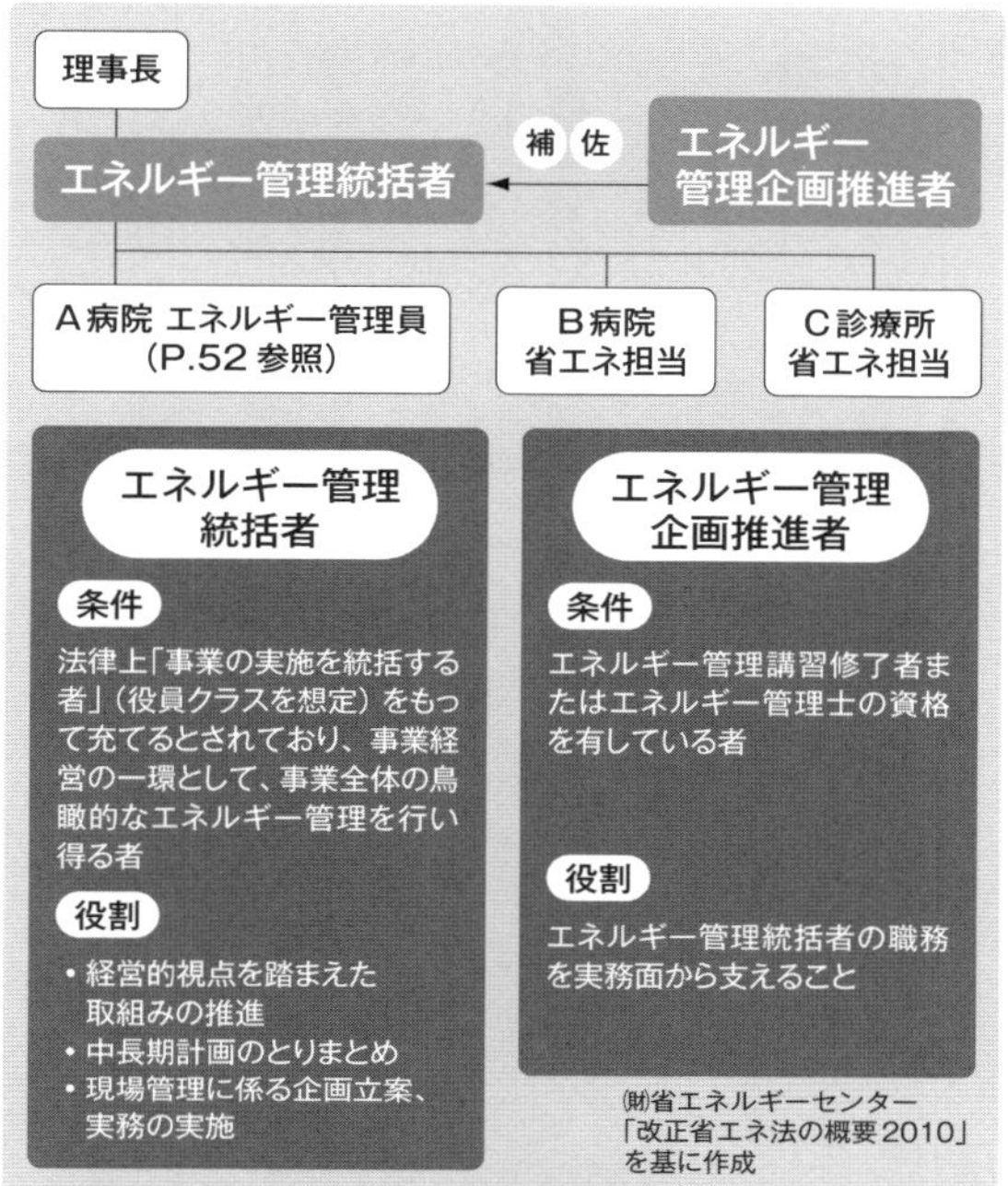
理事長
補佐
エネルギー管理統括者
エネルギー管理企画推進者
A病院 エネルギー管理員（P.52参照）
B病院 省エネ担当
C診療所 省エネ担当
エネルギー管理統括者
条件
法律上「事業の実施を統括する者」（役員クラスを想定）をもって充てるとされており、事業経営の一環として、事業全体の鳥瞰的なエネルギー管理を行い得る者
役割
・経営的視点を踏まえた取組みの推進
・中長期計画のとりまとめ
・現場管理に係る企画立案、実務の実施
エネルギー管理企画推進者
条件
エネルギー管理講習修了者またはエネルギー管理士の資格を有している者
役割
エネルギー管理統括者の職務を実務面から支えること
㈶省エネルギーセンター「改正省エネ法の概要2010」を基に作成

【図2-1　エネルギー管理統括者・エネルギー管理企画推進者の位置付けと役割】

pamph/outline_revision/05-4.htmlを参照）。

## 改正省エネ法では罰則規定も存在する

「1500kℓ以上のエネルギー使用量の法人は、経済産業局に対して、届け出を行うこと」が義務付けられている。もしも届け出を行わなかった場合、または虚偽の届け出をした場合には、50万円以下の罰金に処されることになる。罰金の額だけをみれば目くじらを立てて取り上げる問題ではないかもしれない。

しかし、社会的な存在である医療機関という性格を考えると、イメージが損なわれる危険性があるだけでなく、HSR（医療機関の社会的責任の遂行）の観点においても配慮が必要である。

## グループ展開している場合―規則対象の基準は法人全体の燃料・熱・ガス・電気の総和

改正省エネ法における規制は〝法人単位〟であるので、実質的にグループとして経営している場合には、法人ごとにエネルギー使用量を把握することになる。また、法人傘下の施設は病院だけとは限らないだろう。近年では、診療所や介護施設を併設していることも少なくないことから、これらのエネルギー使用量をも把握することが求められる。ただし、職員寮で使用したエネルギーは、届出におけるエネルギー使用量の算入の対象外となる。さらに、介護サービスを行う事業所や施設でも通所系の事業所については算入の対象となるが、有料老人ホーム・認知症高齢者グループホームについては、専ら入所（居）者の生活のためにエネルギーを使用していることから、対象外となる。なお、有料老人ホーム・認知症高齢者グループホームと通所系の事業所を併設している場合は、通所系の事業所にかかるエネルギー使用量のみを分割して算入する。法人によってはビル診を行っていることもあるだろう。いわゆるテナントに入っているケースである。

## テナントビルにおけるエネルギー管理

テナントビルにおいては所有者と借り手であるテナントのエネルギー使用量が正確に把握できないことが多い。そこで、テナント側のエネルギー使用量の把握方法についても規則が定められている。テナント専用部のうち、テナント側にエネルギー管理権原※5の有無に係らずテナント側はエネルギー使用量の報告義務がある。

ただし、テナントのエネルギー使用量が不明な場合には、最も適切かつ合理的な手法を選択し、推計することが求められている。推計手法には、㋐計量する手法（計量手法※6）、㋑ビル全体のエネルギー使用量からテナント情報を考慮して案分する手法（案分手法※7）、㋒テナントやビルの情報を考慮して推計する手法（テナント推計手法※8）がある。

## 500～600床規模の病院数

エネルギー使用量（原油換算値）が1500kℓ以上とはどのくらいの規模を意味するのだろうか。経済産業省によると、1500kℓ以上は500～600床規模以上の病院が目安とされている。仮にこの数値を単純に当てはめてみると、我が国に約8700ある病院のうち500床以上は468病院（約5％）であり、対象は決して多いとは言えない。しかし、改正省エネ法では〝法人単位〟での規制が行われるためグループ展開している等の状況も想定され、分布図にみられるより多くの医療機関に制度対応が求められると考えられる。

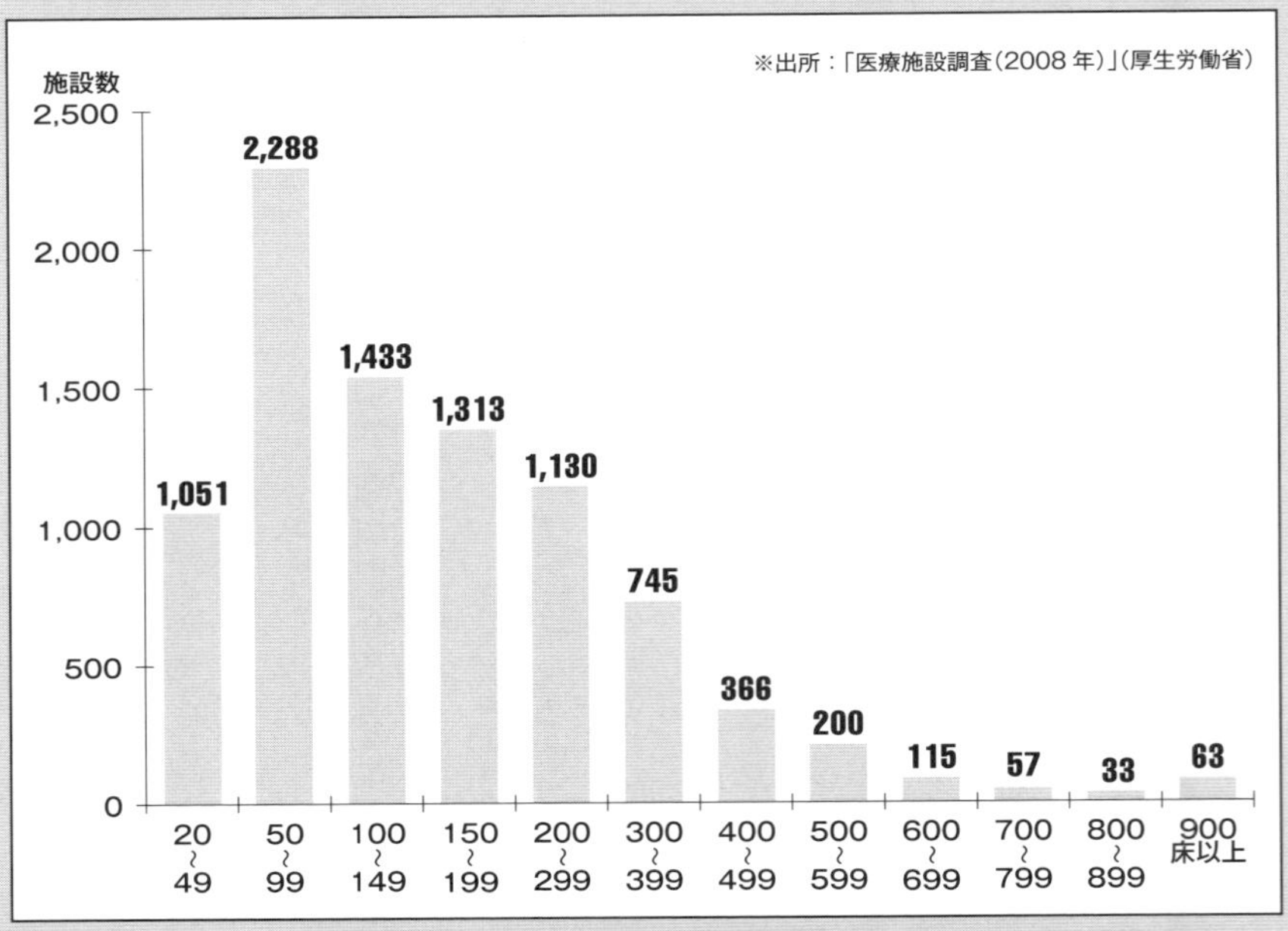


【図2-2　病床の規模別にみた施設数】

第3章 準備編

「改正省エネ法」対策
プロジェクトチームの結成に向けて

# チームの方向性の決定およびメンバーの選出

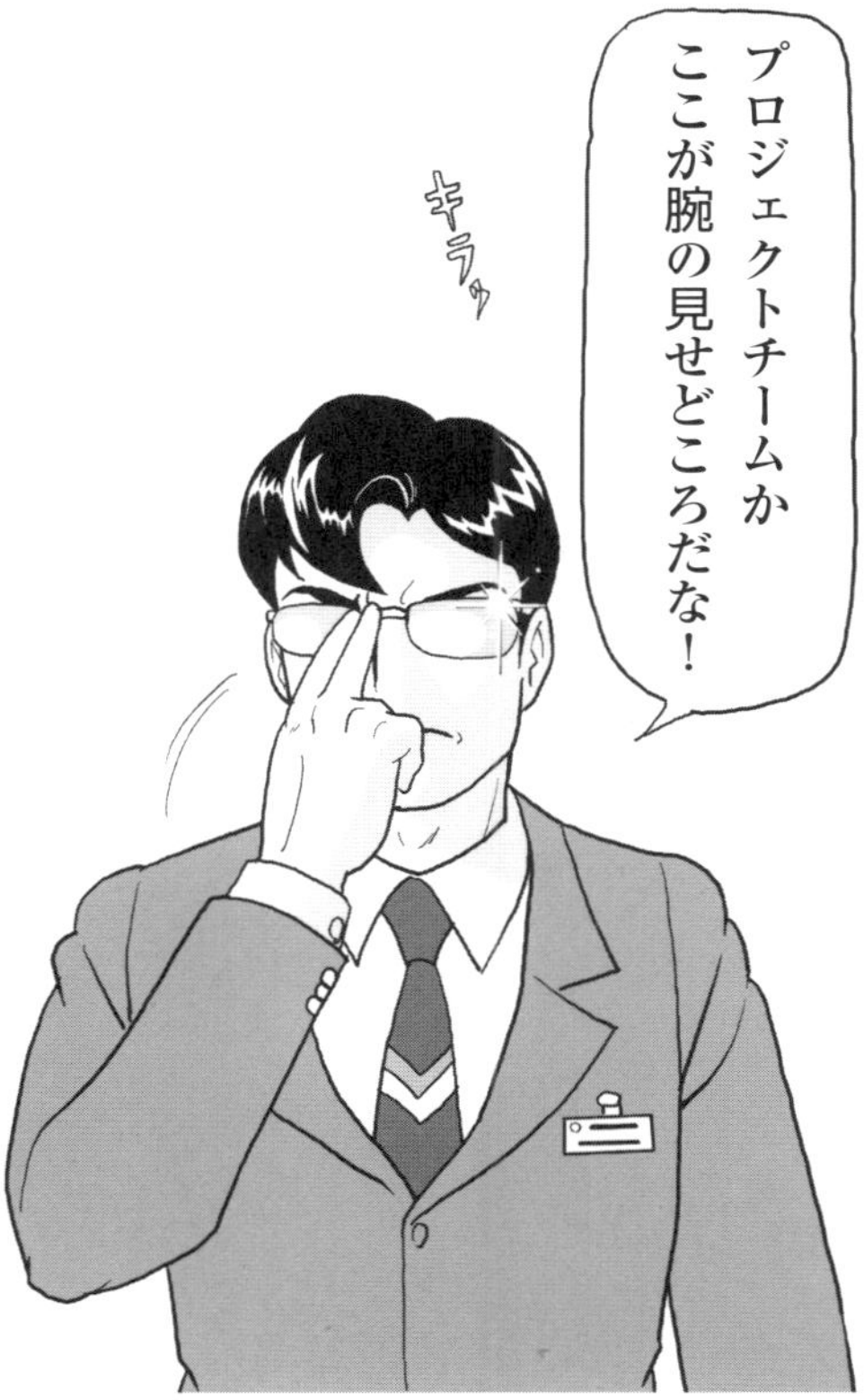
キラッ
プロジェクトチームかここが腕の見せどころだな！

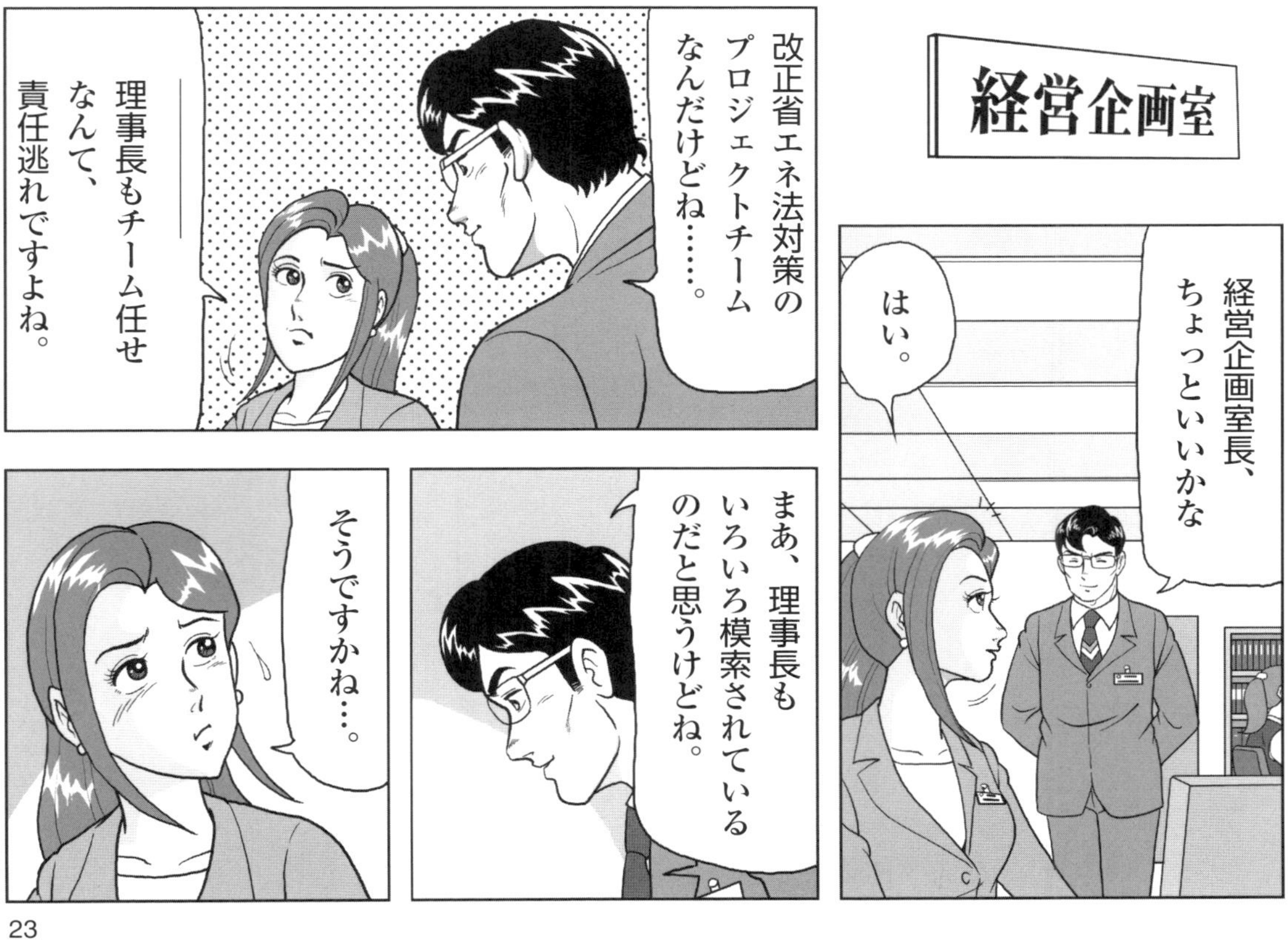
経営企画室
経営企画室長、ちょっといいかな
はい。
改正省エネ法対策のプロジェクトチームなんだけどね……。
理事長もチーム任せなんて、責任逃れですよね。
まあ、理事長もいろいろ模索されているのだと思うけどね。
そうですかね…。

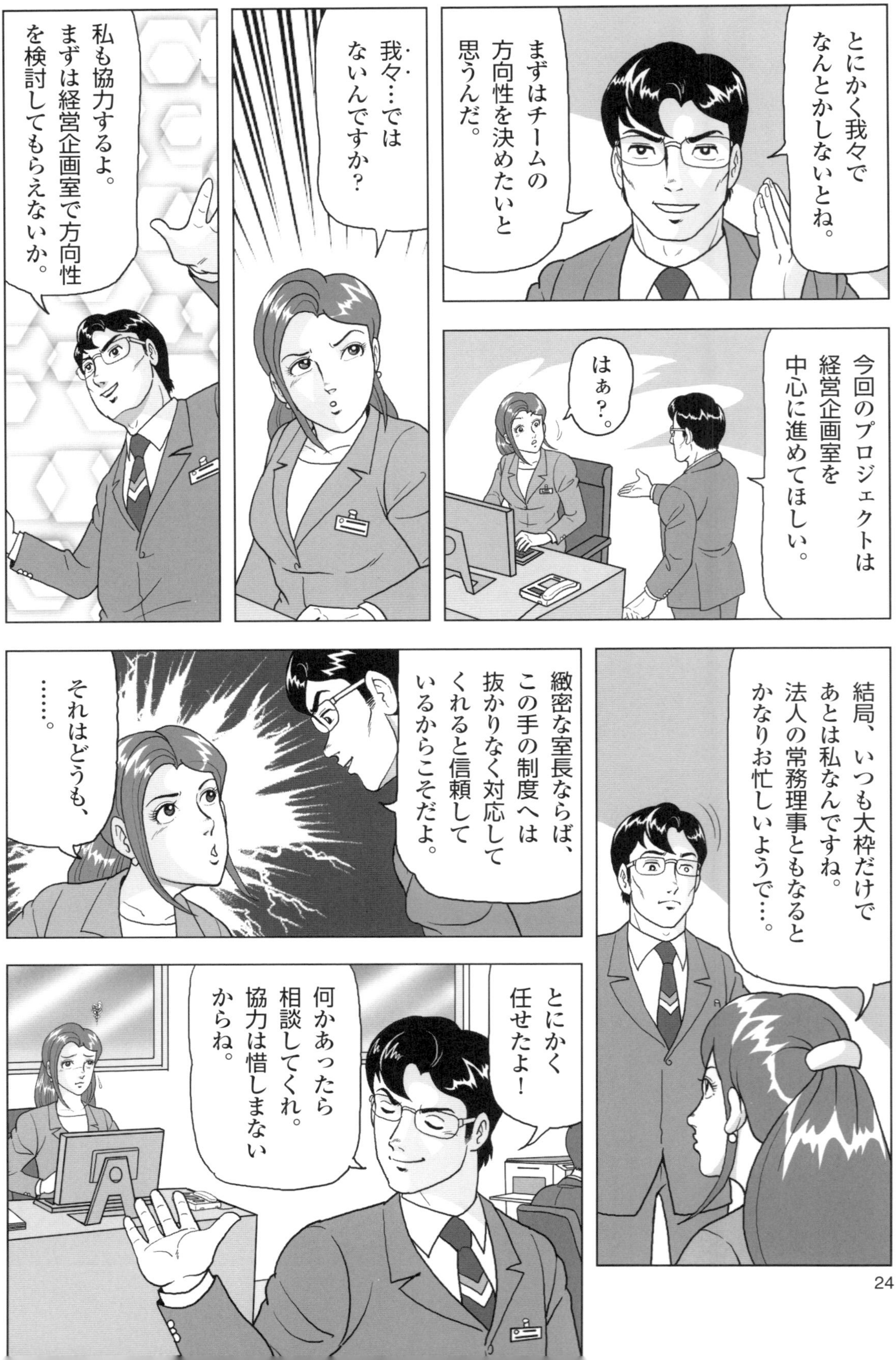
とにかく我々でなんとかしないとね。

まずはチームの方向性を決めたいと思うんだ。

今回のプロジェクトは経営企画室を中心に進めてほしい。

はぁ？。

我々…ではないんですか？

私も協力するよ。まずは経営企画室で方向性を検討してもらえないか。

結局、いつも大枠だけであとは私なんですね。法人の常務理事ともなるとかなりお忙しいようで…。

緻密な室長ならば、この手の制度へは抜かりなく対応してくれると信頼しているからこそだよ。

それはどうも、……。

とにかく任せたよ！

何かあったら相談してくれ。協力は惜しまないからね。

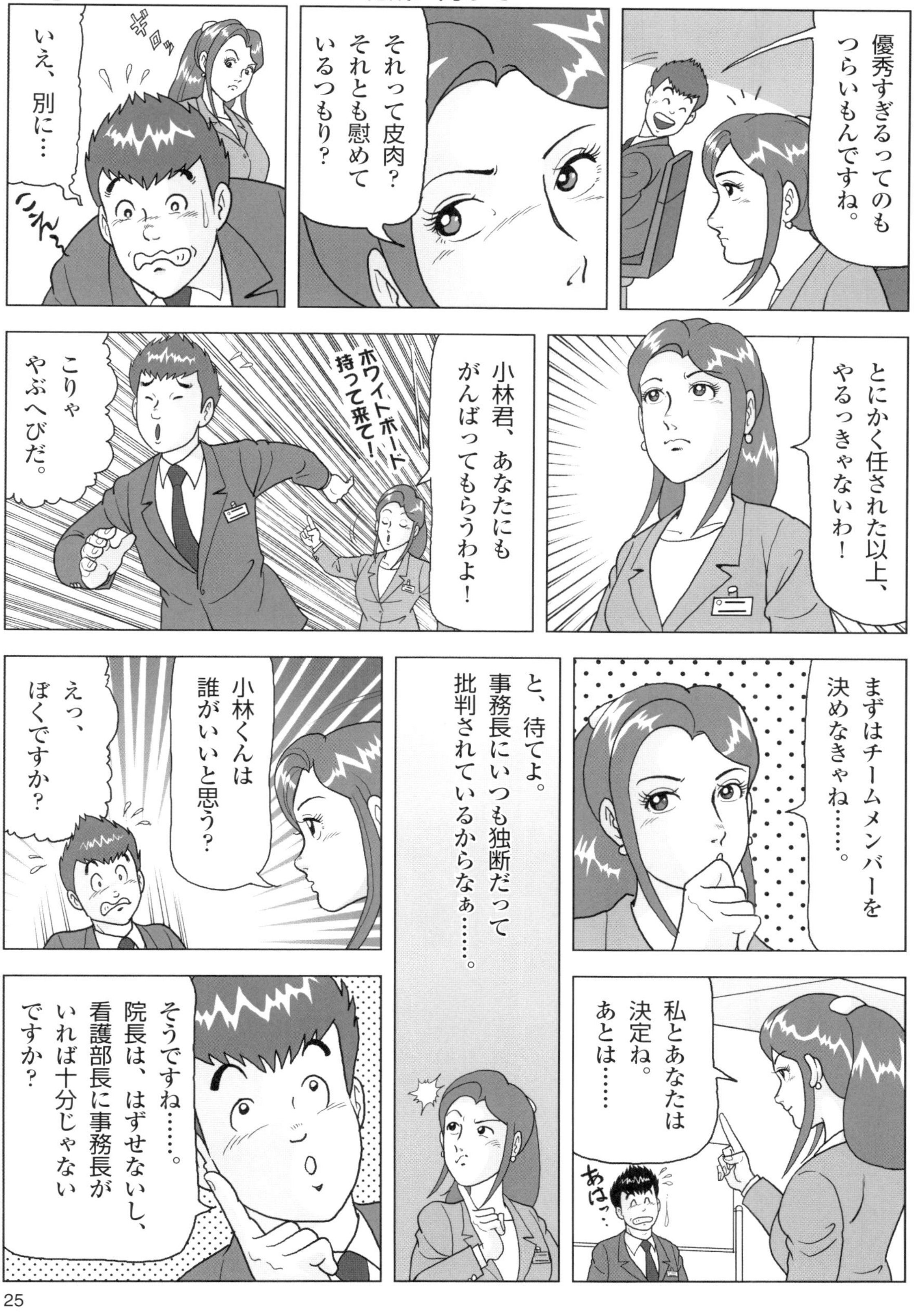
優秀すぎるってのも つらいもんですね。

それって皮肉？ それとも慰めているつもり？

ギロッ
いえ、別に…

とにかく任された以上、やるっきゃないわ！

小林君、あなたにも がんばってもらうわよ！

ホワイトボード持って来て！

こりゃ やぶへびだ。

まずはチームメンバーを 決めなきゃね……。

と、待てよ。事務長にいつも独断だって 批判されているからなぁ……。

小林くんは 誰がいいと思う？

えっ、ぼくですか？

私とあなたは 決定ね。あとは……

あはっ…

そうですね……。院長は、はずせないし、看護部長に事務長が いれば十分じゃない ですか？

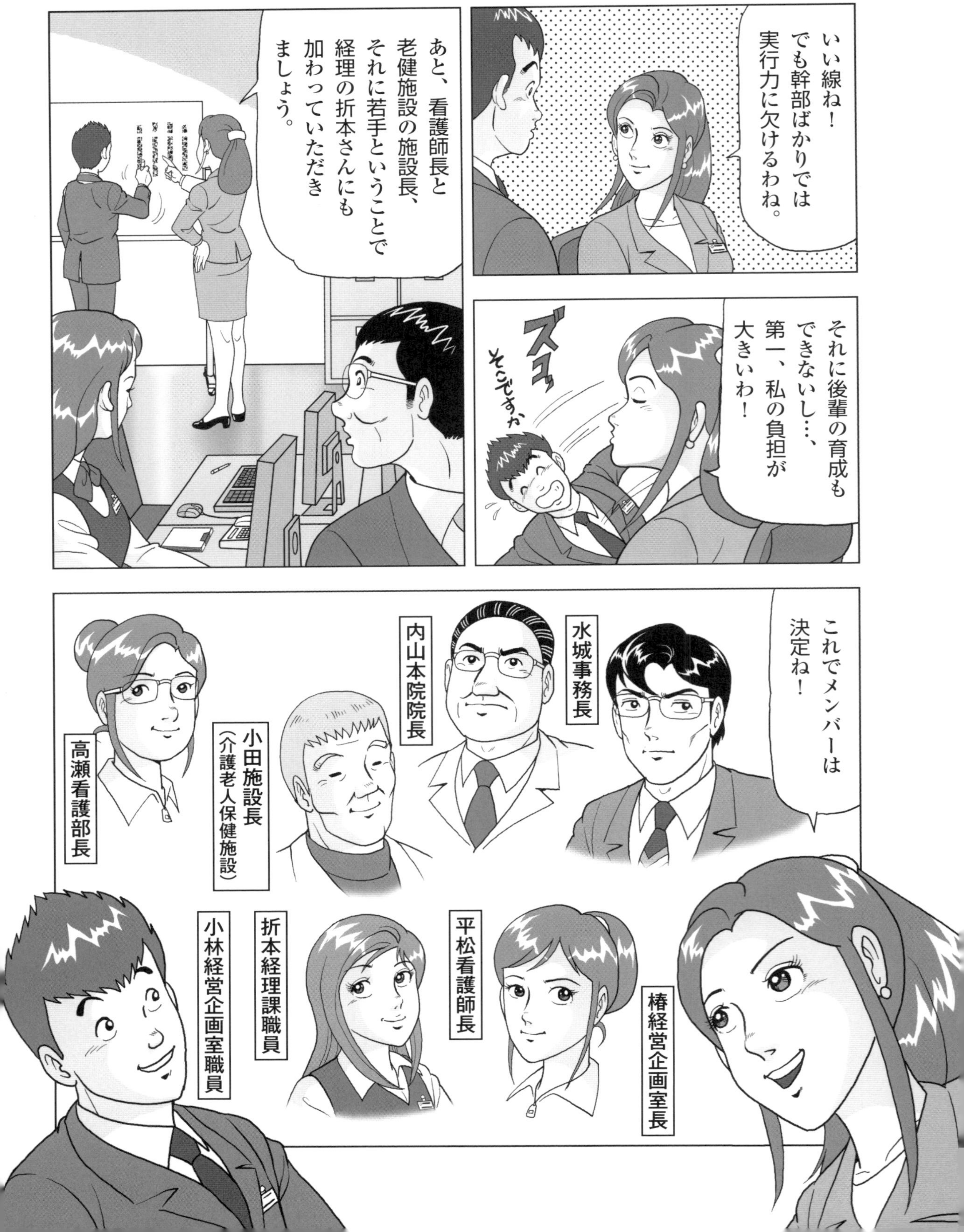
いい線ね！でも幹部ばかりでは実行力に欠けるわね。
それに後輩の育成もできないし…、第一、私の負担が大きいわ！
ズコッ
そこですか
あと、看護師長と老健施設の施設長、それに若手ということで経理の折本さんにも加わっていただきましょう。
これでメンバーは決定ね！
水城事務長
内山本院院長
小田施設長
（介護老人保健施設）
高瀬看護部長
椿経営企画室長
平松看護師長
折本経理課職員
小林経営企画室職員

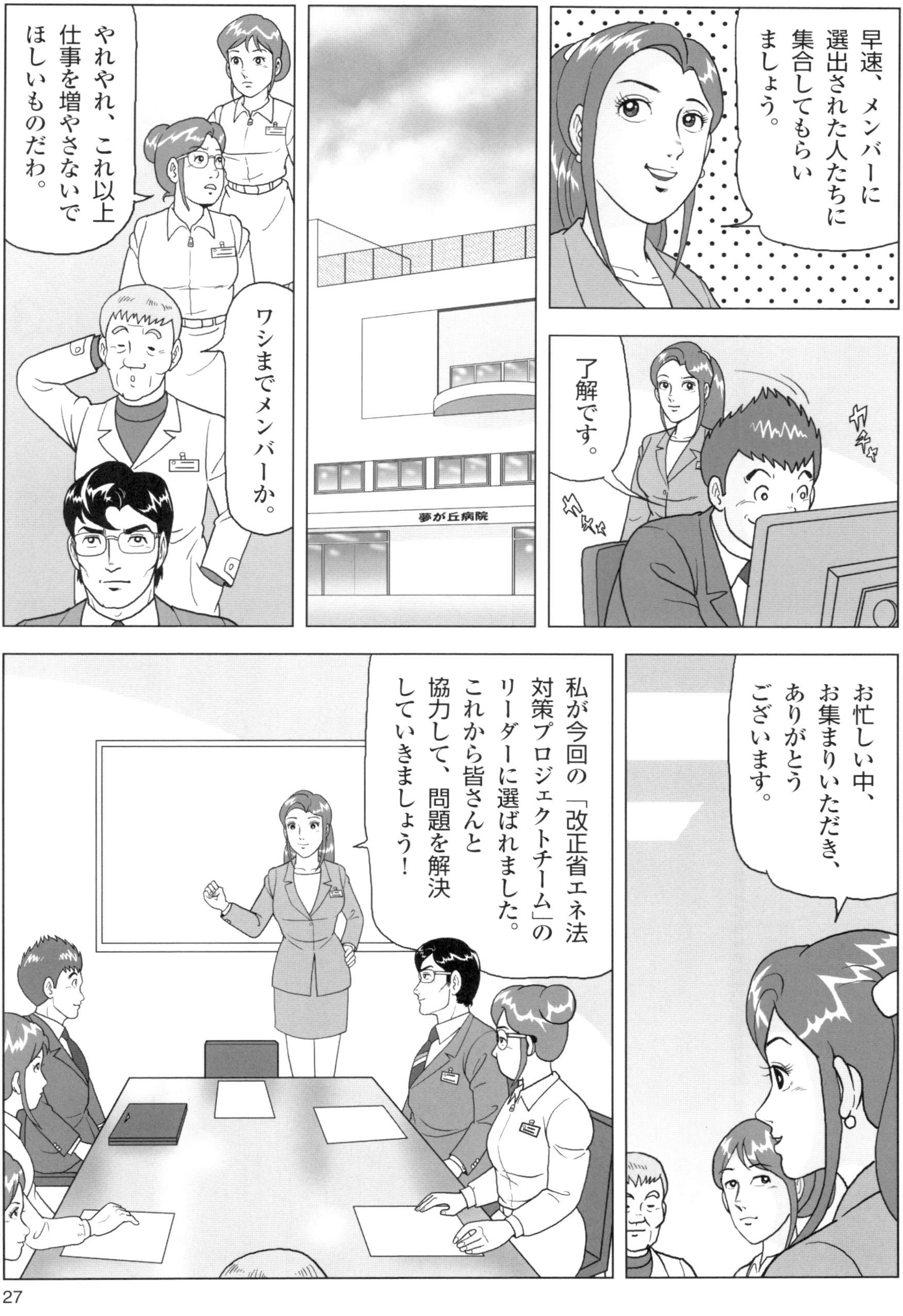
早速、メンバーに選出された人たちに集合してもらいましょう。

了解です。

夢が丘病院
やれやれ、これ以上仕事を増やさないでほしいものだわ。

ワシまでメンバーか。

お忙しい中、お集まりいただき、ありがとうございます。

私が今回の「改正省エネ法対策プロジェクトチーム」のリーダーに選ばれました。これから皆さんと協力して、問題を解決していきましょう！

# 活動の方向性を決定するために
## ～事務職と医療職の配置バランス、作業イメージの具体化が重要～

**ここでは、対策プロジェクトチームの結成に向けて、活動の方向性、エネルギー使用量（原油換算値）の具体的な求め方およびプロジェクトメンバー選任のしかたについて解説する。**

### 活動の方向性の決定するために

医療機関で使われているエネルギーの大部分は電気、ガスであろう。これらは検針票（電気、ガス会社より月締めで提出されるもの）に使用量が記載されているので、まずは2009（平成21）年4月から2010（平成22）年3月までの検針票を探し出す必要がある。また、重油や灯油を使用している場合もあるだろう。この場合は、エネルギー購入伝票（支払いの際のレシート・領収証）等から使用量を判断する。

エネルギー使用量の原油換算方法は、以下の㋐～㋒の手順で算出する。

### エネルギー使用量を原油換算値へ換算する手順

㋐施設ごとに使用した燃料（原油・ガソリン・重油・天然ガス・石炭など）、熱、ガス、電気の年間の使用量を集計する。

㋑㋐の使用量に燃料の発熱量、熱の係数、電気の換算係数を乗じて熱量(GJ：ギガジュール)を求めた後合計して年間に使用したエネルギー量(熱量合計、GJ)を算定する。

㋒㋑の年間の使用熱量合計（GJ）に、0・0258(原油換算kℓ／GJ)を乗じて年間のエネルギー使用量（原油換算値）を算出する。

なお、㈶省エネルギーセンターのウェブサイトに掲載されているエクセル形式の図3－1（www.eccj.or.jp/law06/xls/03_00.xls）に燃料使用量や電力使用量等を入力することにより、原油換算値を比較的簡単に求めることができる。図3－1には「その他の燃料」を除いて換算係数が記入されている。燃料に都市ガスを使用している場合など、換算係数はガス会社により異なるので、ガス会社に確認する必要がある（近年、「ガスの成分」の統一が国内ガス会社で進んでいるが、まだ異なる成分を使用しているケースもあり、単位当たりのエネルギー使用量が異なるからである）。

### プロジェクトメンバーの選任と運営

エネルギー使用量（原油換算値）

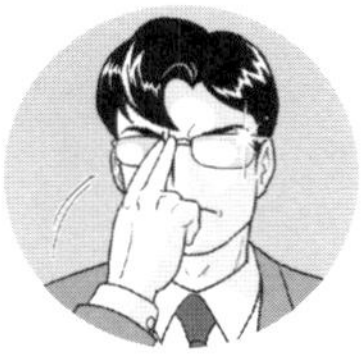

を求めるにおいては、最初は戸惑うかもしれないが、決して難しい作業ではない。今後、省エネ対策を進める際には、まずエネルギー使用量の実態把握が重要である。〝計測できないものは、管理できない〟からである。では、実態を把握したエネルギー使用量を求めるためにどのようなプロジェクトメンバーを選定するのが適切か――。一般的な留意点を述べておこう。

## 事務職と医療職のバランス配分が重要

エネルギーの使用に関する詳細は事務部門が把握していることが多い。特に施設管理を担当する総務や営繕等の担当者は必須であろう。さらに電気やガスの伝票類は経理が保管していることも多く、経理担当者は緻密な計算に慣れているので、エネルギー使用量の把握にあたってはこれらの関係者をメンバーに選任するとよいだろう。

ここで注意したいのは、メンバー選定にあたっては、事務部門だけで構成することがないように配慮することだ。他のプロジェクトや委員会でも同様であるが、事務部門だけで話を進めたほうが一見順調に進みそうであるが、実際に功を奏しないケースも多い。

そこで、医療職にも参加してもらうことが適切であろう。特に病棟や手術室のエネルギー使用量が多く、省エネ対策の推進者としてもメンバーに入ってもらうことが妥当であろう。

## 運営において注意すべきこと

エネルギー使用量は一度計測すればそれで終わりというわけではない。継続的に計測し、削減計画との実績管理をも行う必要がある。やたらにプロジェクトチームや委員会を増やすことは避けるべきであるが、院内「医療ガス委員会」等との関連付けを行う工夫をすることにより効率的な業務の遂行が可能になるだろう。

例えば、マンガにも出てきたようにクリニックや療養型病院の統括のことを考えて、法人本部の事務長や看護部長をメンバーに加えたり、看護師長や老健施設の施設長等の医療職にも参加してもらうなどのバランス配置が重要であろう。貴院に適したメンバーの選定が必要である。

また、プロジェクトチームを円滑に運営するためには、事前にコアメンバーでスケジュール等の全体像を確認しておくことが重要である。その上で可能な限り、作業のイメージを具体化しておき、皆が集まる会合では医療職等に具体的な現場での課題等を挙げてもらえると効率的だろう。

| エネルギーの種類 | | | 使用量 | | | 換算係数 | |
|---|---|---|---|---|---|---|---|
| | | | 単位 | Ⓐ数値 | Ⓑ熱量GJ | 数値 | 単位 |
| 燃料及び熱 | 原油 | | kℓ | 0 | | 38.2 | GJ/kℓ |
| | 原油のうちコンデンセート(NGL) | | kℓ | 0 | | 35.3 | GJ/kℓ |
| | 揮発脂(ガソリン) | | kℓ | 0 | | 34.6 | GJ/kℓ |
| | ナフサ | | kℓ | 0 | | 33.6 | GJ/kℓ |
| | 灯油 | | kℓ | 0 | | 36.7 | GJ/kℓ |
| | 軽油 | | kℓ | 0 | | 37.7 | GJ/kℓ |
| | A重油 | | kℓ | 0 | | 39.1 | GJ/kℓ |
| | B·C重油 | | kℓ | 0 | | 41.9 | GJ/kℓ |
| | 石油アスファルト | | t | 0 | | 40.9 | GJ/t |
| | 石油コークス | | t | 0 | | 29.9 | GJ/t |
| | 石油ガス | 液化石油ガス(LPG) | t | 0 | | 50.8 | GJ/t |
| | | 石油系炭化水素ガス | 千㎥ | 0 | | 44.9 | GJ/千㎥ |
| | 可燃性天然ガス | 液化天然ガス(LNG) | t | 0 | | 54.6 | GJ/t |
| | | その他可燃性天然ガス | 千㎥ | 0 | | 43.5 | GJ/千㎥ |
| | 石炭 | 原料炭 | t | 0 | | 29.0 | GJ/t |
| | | 一般炭 | t | 0 | | 25.7 | GJ/t |
| | | 無煙炭 | t | 0 | | 26.9 | GJ/t |
| | 石炭コークス | | t | 0 | | 29.4 | GJ/t |
| | コールタール | | t | 0 | | 37.3 | GJ/t |
| | コークス炉ガス | | 千㎥ | 0 | | 21.1 | GJ/千㎥ |
| | 高炉ガス | | 千㎥ | 0 | | 3.41 | GJ/千㎥ |
| | 転炉ガス | | 千㎥ | 0 | | 8.41 | GJ/千㎥ |
| | その他の燃料 | 都市ガス 13A | 千㎥ | 0 | | | GJ/千㎥ |
| | | | * | 0 | | | GJ/* |
| | | | ** | 0 | | | GJ/** |
| | 産業用蒸気 | | GJ | 0 | | 1.02 | (換算係数) |
| | 産業用以外の蒸気 | | GJ | 0 | | 1.36 | |
| | 温水 | | GJ | 0 | | 1.36 | |
| | 冷水 | | GJ | 0 | | 1.36 | |
| | | | | 0 | | | |
| | | | | 0 | | | |
| | 小計① | | | | | | |
| 電気 | 一般電気事業者 | 昼間買電 | 千kWh | 0 | | 9.97 | GJ/kWh |
| | | 夜間買電 | 千kWh | 0 | | 9.28 | GJ/kWh |
| | その他 | 上記以外の買電 | 千kWh | 0 | | 9.76 | GJ/kWh |
| | | 自家発電 | 千kWh | (　　) | | | GJ/kWh |
| | 小計② | | | | | | |
| 合計 GJ(③=①+②) | | | | | Ⓒ | | |
| 原油換算kℓ | | | | | | 0.0258 | kℓ/GJ |

貴院の使用エネルギーの数値をセルⒶに入力すると、セルⒷに熱量(GJ)が換算されます。
自動で数値が合計Ⓒされ、
特定事業者となるか
否かの判定がなされますⒹ

| | |
|---|---|
| 特定事業者 | 1,500kℓ以上 |
| 指定なし | 1,500kℓ未満 |

| | |
|---|---|
| 判定 | Ⓓ |
| 届出様式 | |

※判定欄は、事業者ごとの指定の有無を示します。

www.eccj.or.jp/law06/xls/03_00.xls

㈶省エネルギーセンター「改正省エネ法の概要2010」を基に作成

【図3-1　エネルギー使用量(原油換算値)簡易換算表】

第4章 準備編

「改正省エネ法」対策
プロジェクトチームを結成する

# キックオフミーティングの開催

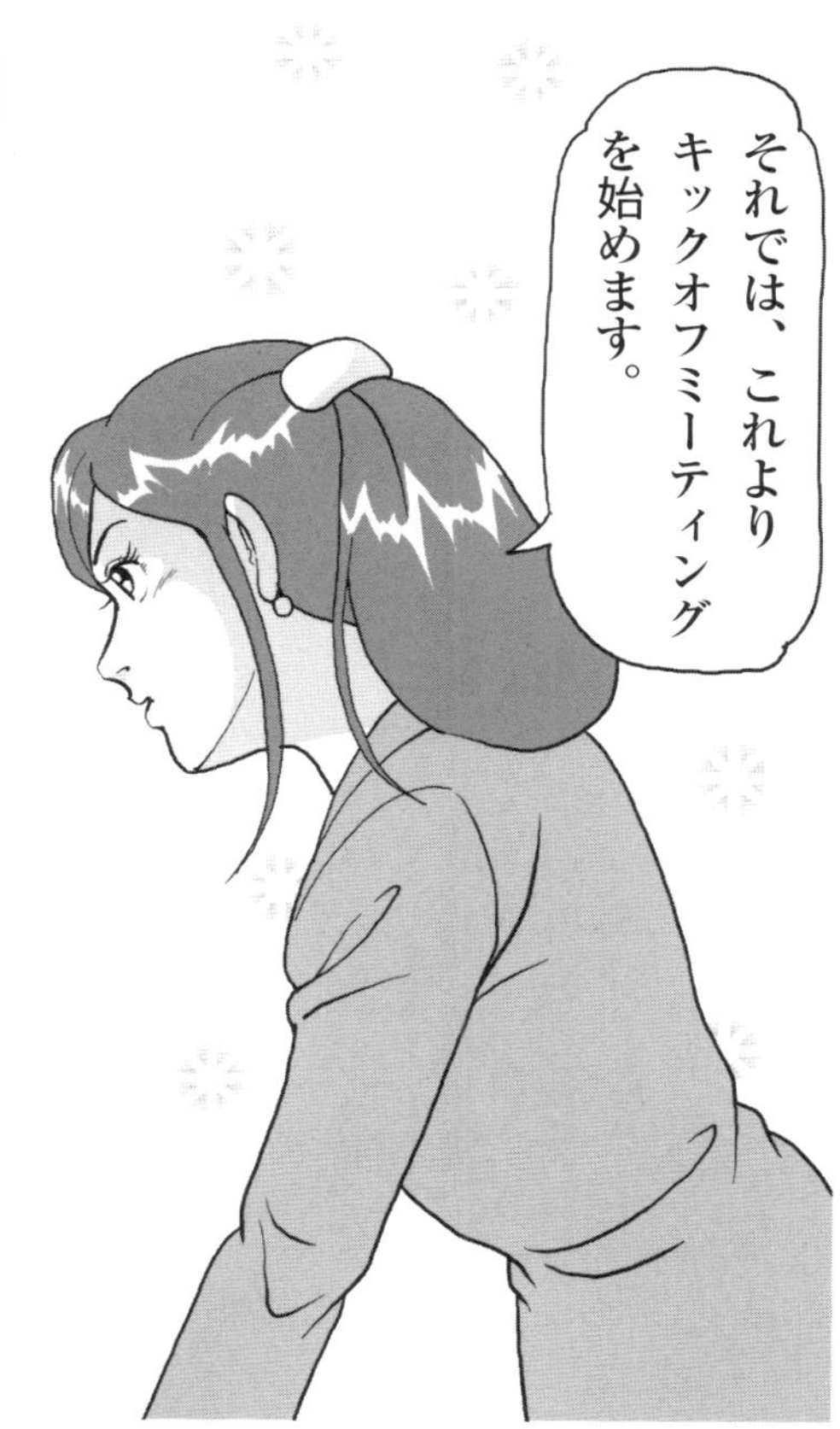
それでは、これよりキックオフミーティングを始めます。

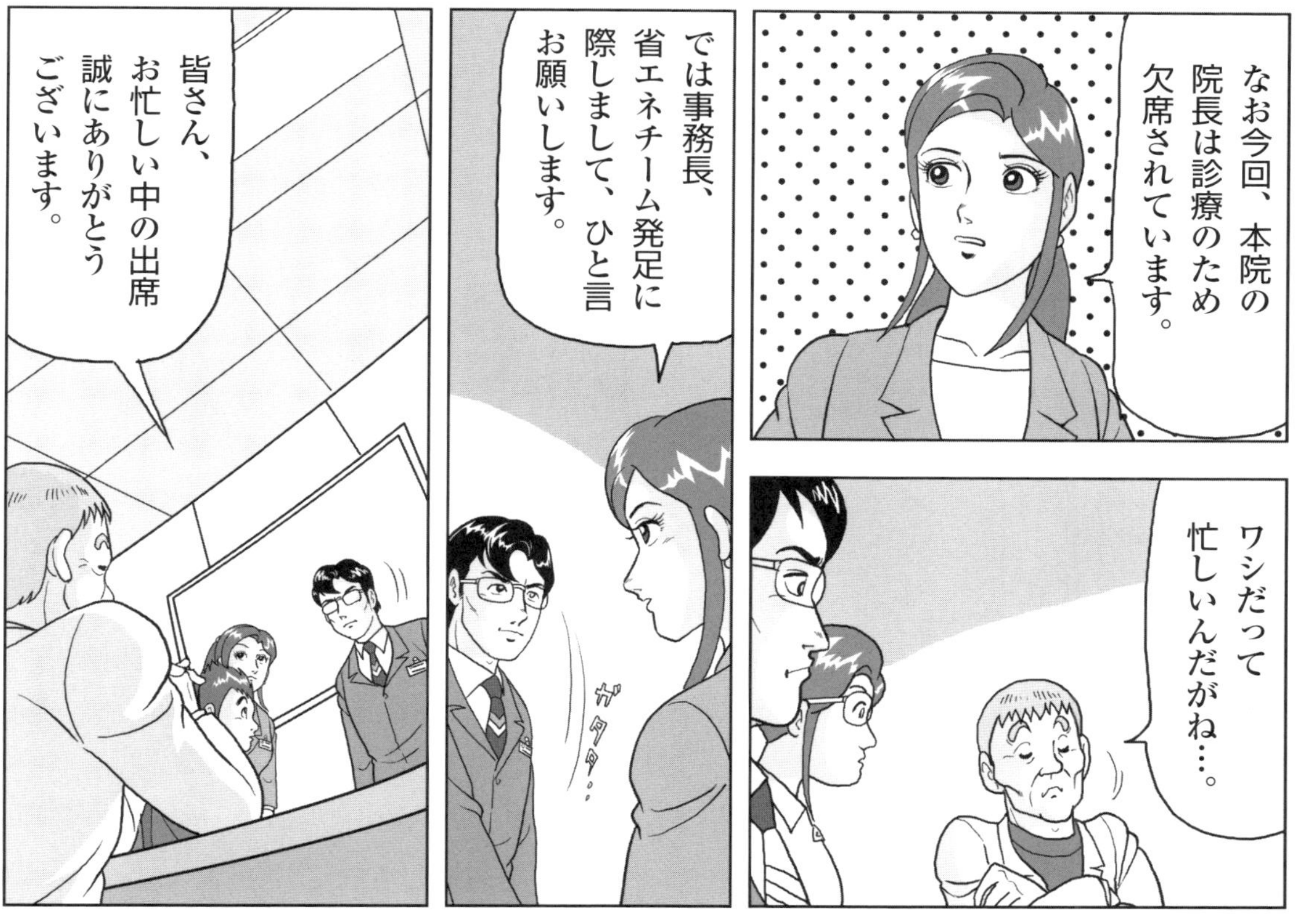
なお今回、本院の院長は診療のため欠席されています。
ワシだって忙しいんだがね…。
では事務長、省エネチーム発足に際しまして、ひと言お願いします。
ガタタ。。
皆さん、お忙しい中の出席誠にありがとうございます。

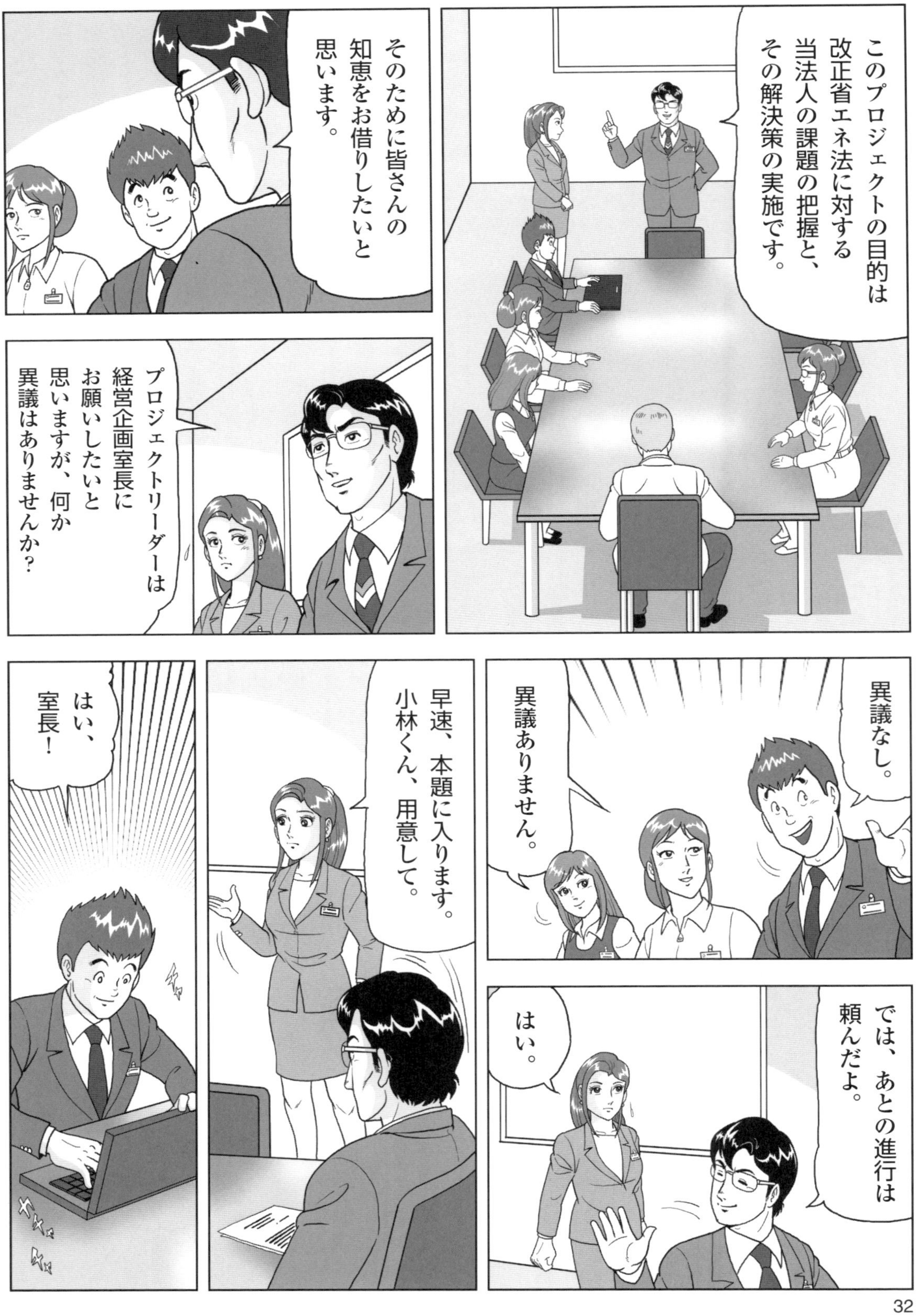
このプロジェクトの目的は改正省エネ法に対する当法人の課題の把握と、その解決策の実施です。

そのために皆さんの知恵をお借りしたいと思います。

プロジェクトリーダーは経営企画室長にお願いしたいと思いますが、何か異議はありませんか？

異議なし。

異議ありません。

では、あとの進行は頼んだよ。

はい。

早速、本題に入ります。小林くん、用意して。

はい、室長！

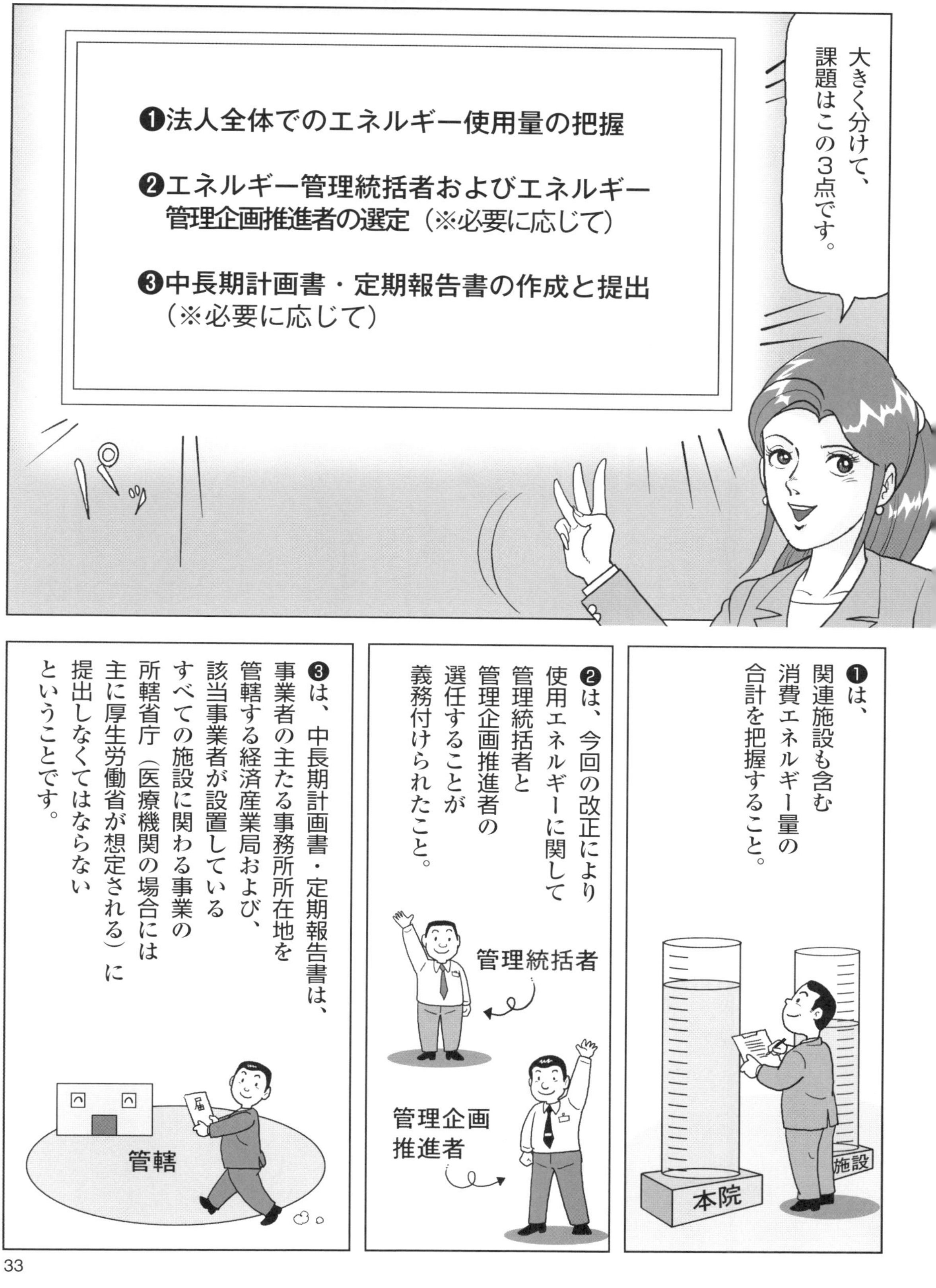
大きく分けて、課題はこの3点です。
❶法人全体でのエネルギー使用量の把握
❷エネルギー管理統括者およびエネルギー管理企画推進者の選定（※必要に応じて）
❸中長期計画書・定期報告書の作成と提出（※必要に応じて）
パッ
❶は、関連施設も含む消費エネルギー量の合計を把握すること。
本院
施設
❷は、今回の改正により使用エネルギーに関して管理統括者と管理企画推進者の選任することが義務付けられたこと。
管理統括者
管理企画推進者
❸は、中長期計画書・定期報告書は、事業者の主たる事務所所在地を管轄する経済産業局および、該当事業者が設置しているすべての施設に関わる事業の所轄省庁（医療機関の場合には主に厚生労働省が想定される）に提出しなくてはならないということです。
届
管轄

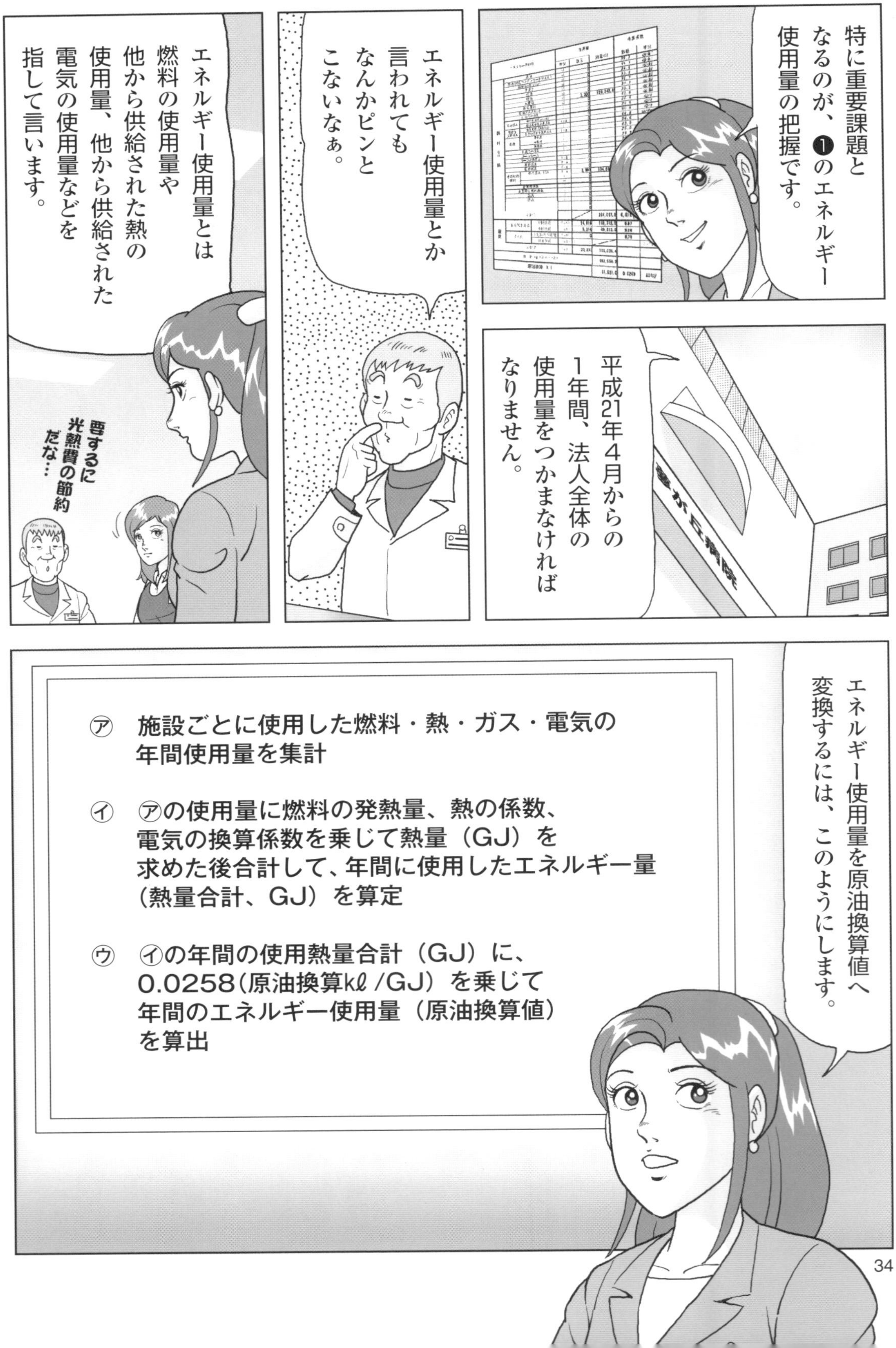
特に重要課題となるのが、❶のエネルギー使用量の把握です。

平成21年4月からの1年間、法人全体の使用量をつかまなければなりません。

エネルギー使用量とか言われてもなんかピンとこないなぁ。

エネルギー使用量とは燃料の使用量や他から供給された熱の使用量、他から供給された電気の使用量などを指して言います。

要するに光熱費の節約だな…

エネルギー使用量を原油換算値へ変換するには、このようにします。

㋐ 施設ごとに使用した燃料・熱・ガス・電気の年間使用量を集計
㋑ ㋐の使用量に燃料の発熱量、熱の係数、電気の換算係数を乗じて熱量（GJ）を求めた後合計して、年間に使用したエネルギー量（熱量合計、GJ）を算定
㋒ ㋑の年間の使用熱量合計（GJ）に、0.0258（原油換算kℓ /GJ）を乗じて年間のエネルギー使用量（原油換算値）を算出

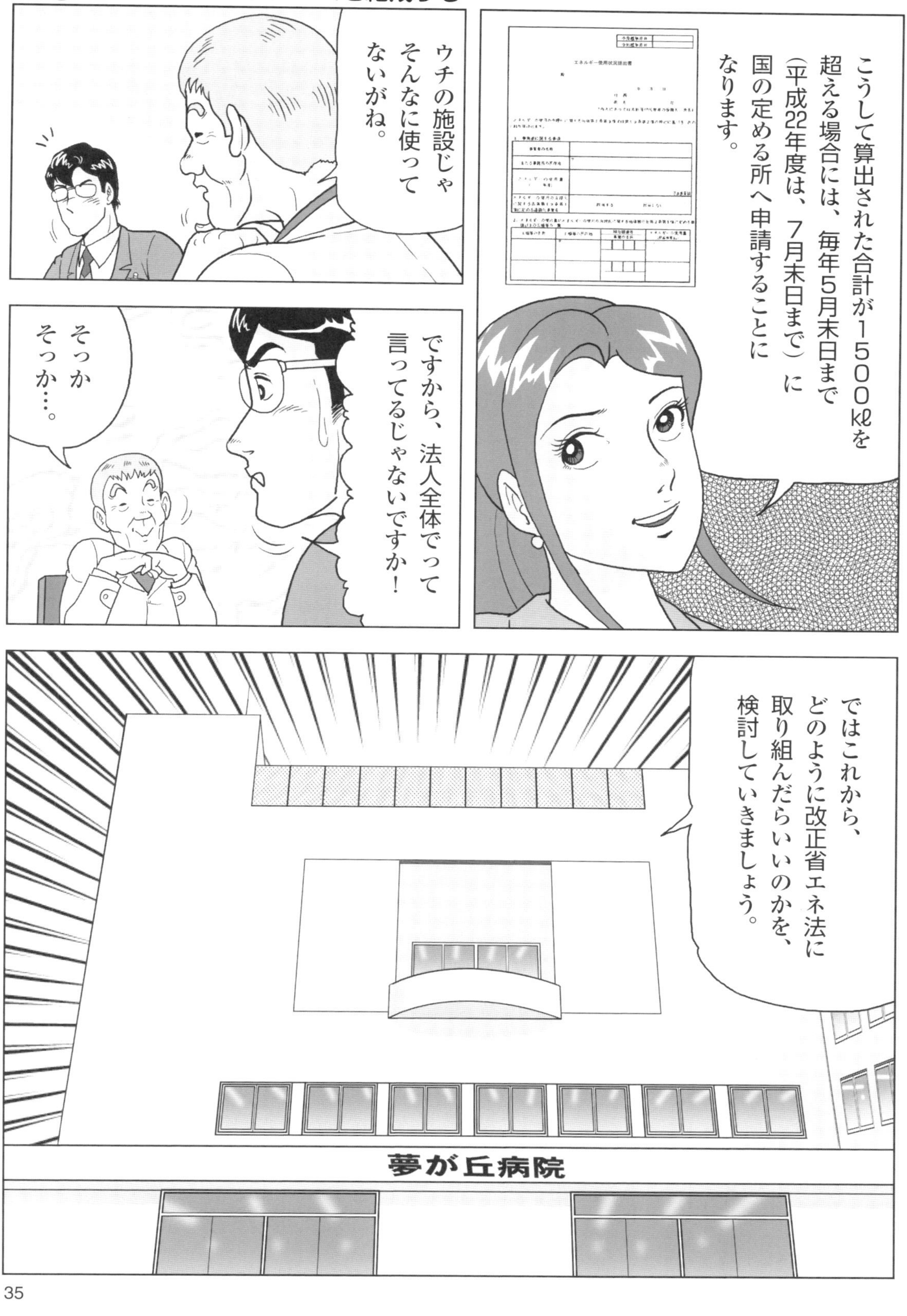
こうして算出された合計が１５００kℓを超える場合には、毎年5月末日まで（平成22年度は、7月末日まで）に国の定める所へ申請することになります。

ウチの施設じゃそんなに使ってないがね。

ですから、法人全体でって言ってるじゃないですか！

そっかそっか…。

ではこれから、どのように改正省エネ法に取り組んだらいいのかを、検討していきましょう。

夢が丘病院

# 特定事業者の義務

## ～エネルギー管理統括者・エネルギー管理企画推進者の選任と判断基準の遵守～



**第1章でも述べているが、法人全体のエネルギー使用量（原油換算値）が年間1500kℓ以上の場合には、特定事業者として指定される。改正省エネ法においては、特定事業者に対して次の①～③が義務付けられている。**

### ①法人全体としての義務 ―判断基準の遵守―

法人全体としてのエネルギー使用量（原油換算値）が年間1500kℓ以上となると特定事業者として指定される。

特定事業者には、エネルギー管理統括者およびエネルギー管理企画推進者の選任と、「判断基準の遵守」が義務付けられる。

ここでいう「判断基準」とは、エネルギーを使用し事業を行う者が、エネルギーの使用の合理化を適切かつ有効に実施するために必要な判断の基準となるべき事項を、経済産業大臣が定め、告示として公表したものである。

各法人はこの「判断基準」に基づき、省エネルギー活動分野ごとやエネルギー消費設備ごとに、運転管理や計測・記録、保守・点検の方法について管理標準を定め、これに基づきエネルギーの使用の合理化に努めなければならない。

具体的には「エネルギー管理規定」を定める必要がある。この規定は、「エネルギー管理基本規定」と「個別管理標準」部分に分かれ、法人の実態に合致するよう作成しなければならない。

基本的な事項の例としては、

①法人の施設概要
- 施設概要（立地条件、主用途、運営形態等）
- 設備概要（電気、ボイラー、熱源、空調、昇降機、その他）

②省エネルギー活動の適用範囲
- 管理標準制定の目的、適用範囲（医療法人で使用するすべてのエネルギー）
- 運用方法（管理標準の制定・改定、周知等）

③エネルギー管理方針
- 目標の設定（中長期目標、年度目標）
- 実施および運用（体制・責任者、経営企画室〈総務部〉の役割、各部門・部署の管理責任者）

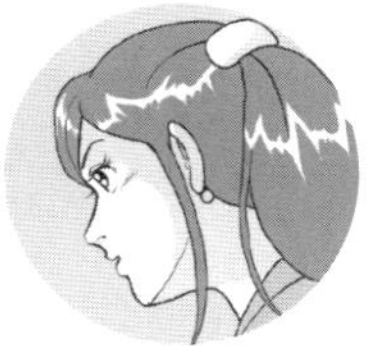

④エネルギー管理体制
・目的、適用範囲の整備等
・計測器と系統図、設備台帳の整備、エネルギー使用状況の把握とデータ整備など
⑤省エネルギー委員会の役割および委員の役割
⑥職員教育
・教育計画・実施方法の策定など
⑦エネルギー管理標準の運用規定
などと想定される。

個別管理標準は、原単位（P.60参照）の設定および設備ごとの管理標準を具体的に記載する。

詳細は、http://www.eccj.or.jp/law06/com-judg/doc/hospital.pdf（㈶省エネルギーセンター）を参照して欲しい。

また、法人は中長期的にみて年平均1％以上のエネルギー消費原単位の低減に関する努力義務が課される（表4−1）。

## ②施設ごとの義務

特定事業者に指定されると、法人単位だけではなく設置する施設ごとにも義務が課される（表4−2）。例えば、ある病院の年間エネルギー使用量が1500kℓ以上だった場合には施設にエネルギー管理員を1名置くことが義務付けられる。エネルギー管理員は、エネルギー管理士またはエネルギー管理講習修了者でなければならない（第6章解説を参照）。

## ③提出すべき書類と提出時期

特定事業者は、中長期計画書、定期報告書を提出しなければならない。書類の提出期限は、2010年（平成22）とそれ以降で異なっているため注意して欲しい（表4−3）。

### 医療界としての環境問題への取り組みの第一歩は「関心を持つ」から

日本医師会が発表した「私立病院における地球温暖化対策自主行動計画策定のための調査結果」（2008〈平成20〉年3月）によると、「エネルギー削減目標の設定及び実行をしていない」と回答した病院は全体の53・5％であり、また「関心が少ない」は24・1％であった。施行の1年以上前の調査であり、改正省エネ法そのものを知らなかった病院も多かったのであろうが、「関心が少ない」の割合が大きすぎる。医療界全体として環境問題への関心の低さを表しているといえるだろう。

先端的な一般企業であれば、早くから環境対策に注力するのは当たり前であるのに、医療機関はそこまで人的余裕がないことも関係しているのであろうが、あまりにも無関心過ぎる。今回の省エネ法の改正によって、医療機関でも省エネに対する関心が高まり、それが経営効率の向上に寄与することを願ってやまない。

## 【表4−1　法人（事業者）全体に課せられる努力義務】

| 年間エネルギー使用量（原油換算値） | | 1,500kℓ／年以上 | 1,500kℓ／年以未満 |
|---|---|---|---|
| 事業者の義務 | 選任すべき者 | エネルギー管理統括者<br>エネルギー管理企画推進者 | — |
| | 遵守すべき事項 | 判断基準の遵守<br>（管理基準の設定、省エネ措置の実務等） | — |
| 事業者の目標 | | 中長期的にみて年平均1％以上の<br>エネルギー消費原単位の低減 | — |
| 行政によるチェック | | 指導・助言、報告徴収・立入検査、<br>合理化計画の作成指示<br>（指示に従わない場合、公表・命令）等 | — |

## 【表4−2　特定事業者が設置する施設ごとの義務】

| 年間エネルギー使用量（原油換算値） | | 3,000kℓ／年以上 | 1,500kℓ／年以上<br>〜3,000kℓ／年未満 | 1,500kℓ／年未満 |
|---|---|---|---|---|
| 事業者の区分 | | 第1種指定事業者 | 第2種指定事業者 | − |
| 事業者の義務 | 選任すべき者 | エネルギー管理員 | エネルギー管理員 | − |

## 【表4−3　提出すべき書類と提出時期】

| 提出時期<br>書類 | 2010（平成22）年度 | 2011（平成23）年度以降 | 提出先 |
|---|---|---|---|
| 中長期計画書 | 11月末日 | 7月末日 | 事業者の主たる事務所（本社）所在地を管轄する経済産業局および当該事務所が設置しているすべての事業所等に係わる事業場の所轄省庁 |
| 定期報告書 | | | |
| エネルギー管理統括者等の選解任届 | 選解任のあった日後、最初の7月末日 | | 事業者の主たる事務所（本社）所在地を所管する経済産業局 |

表4−1、2、3 ㈶省エネルギーセンター「改正省エネ法の概要2010」を基に作成

第5章 実践編

## 「改正省エネ法」対策
## プロジェクトチームを始動する①

# 法人全体のエネルギー使用量の把握

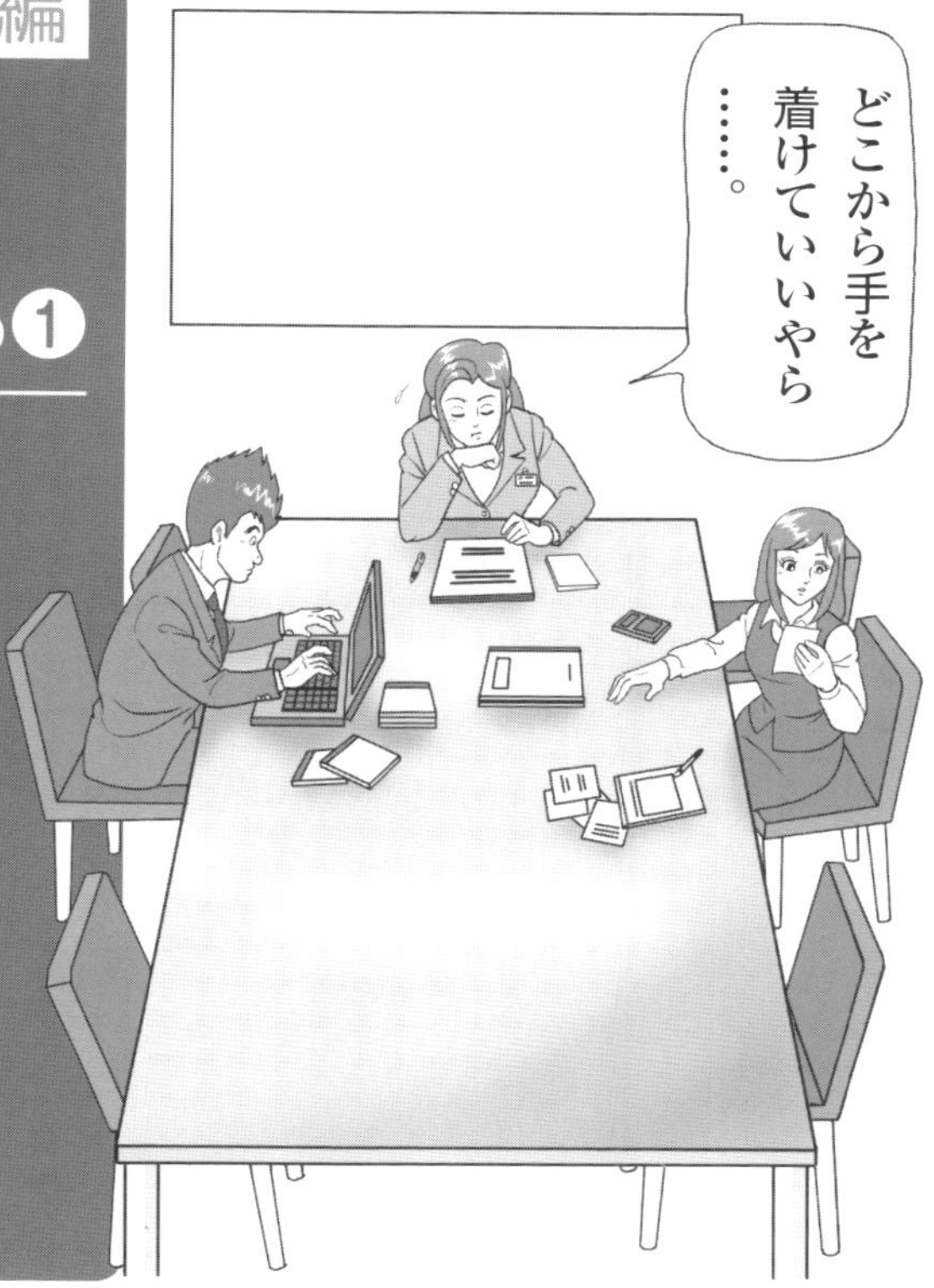

どこから手を着けていいやら……。


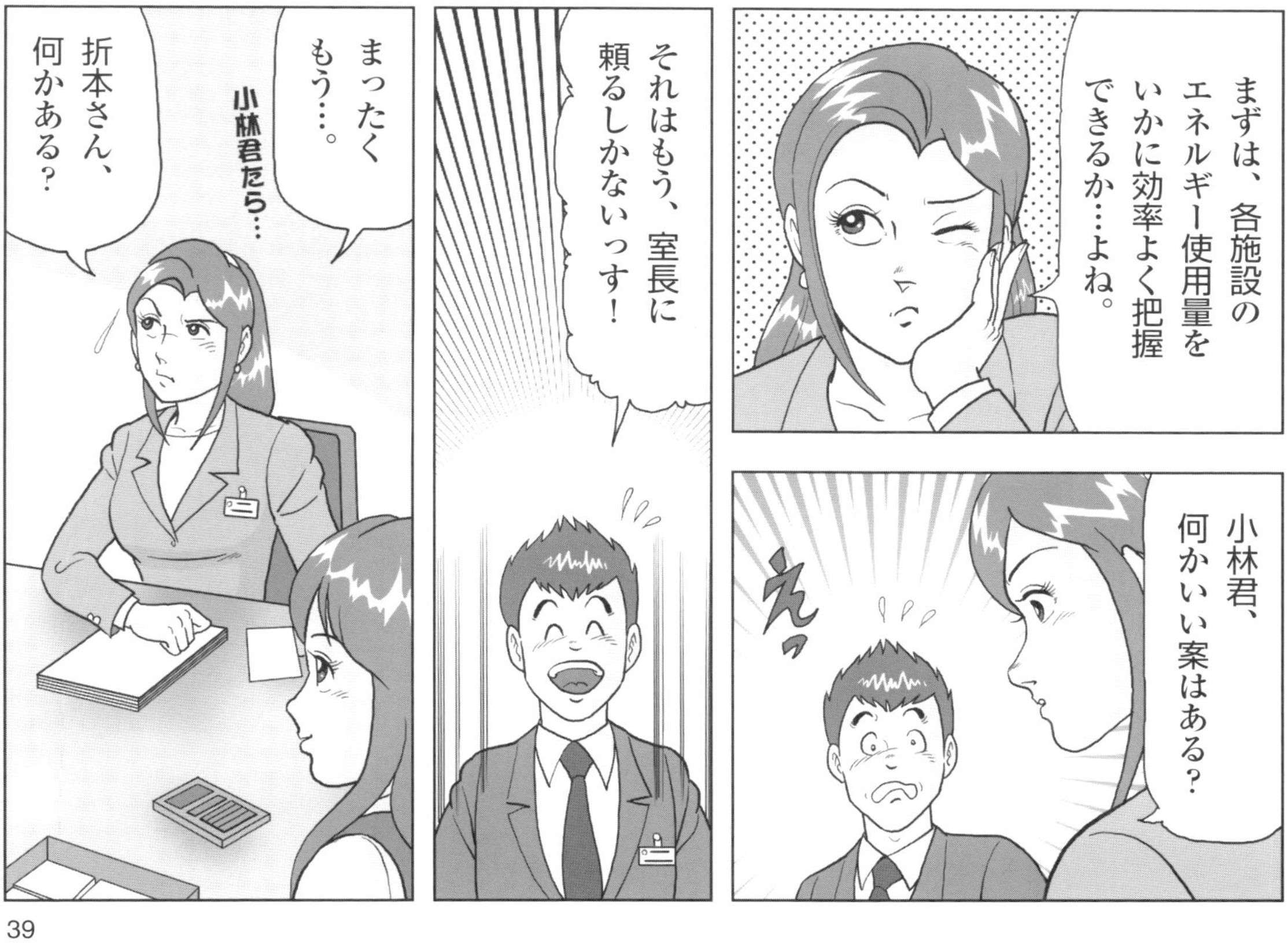

まずは、各施設のエネルギー使用量をいかに効率よく把握できるか…よね。
小林君、何かいい案はある？
えっ
それはもう、室長に頼るしかないっす！
まったくもう…。
小林君たら…
折本さん、何かある？

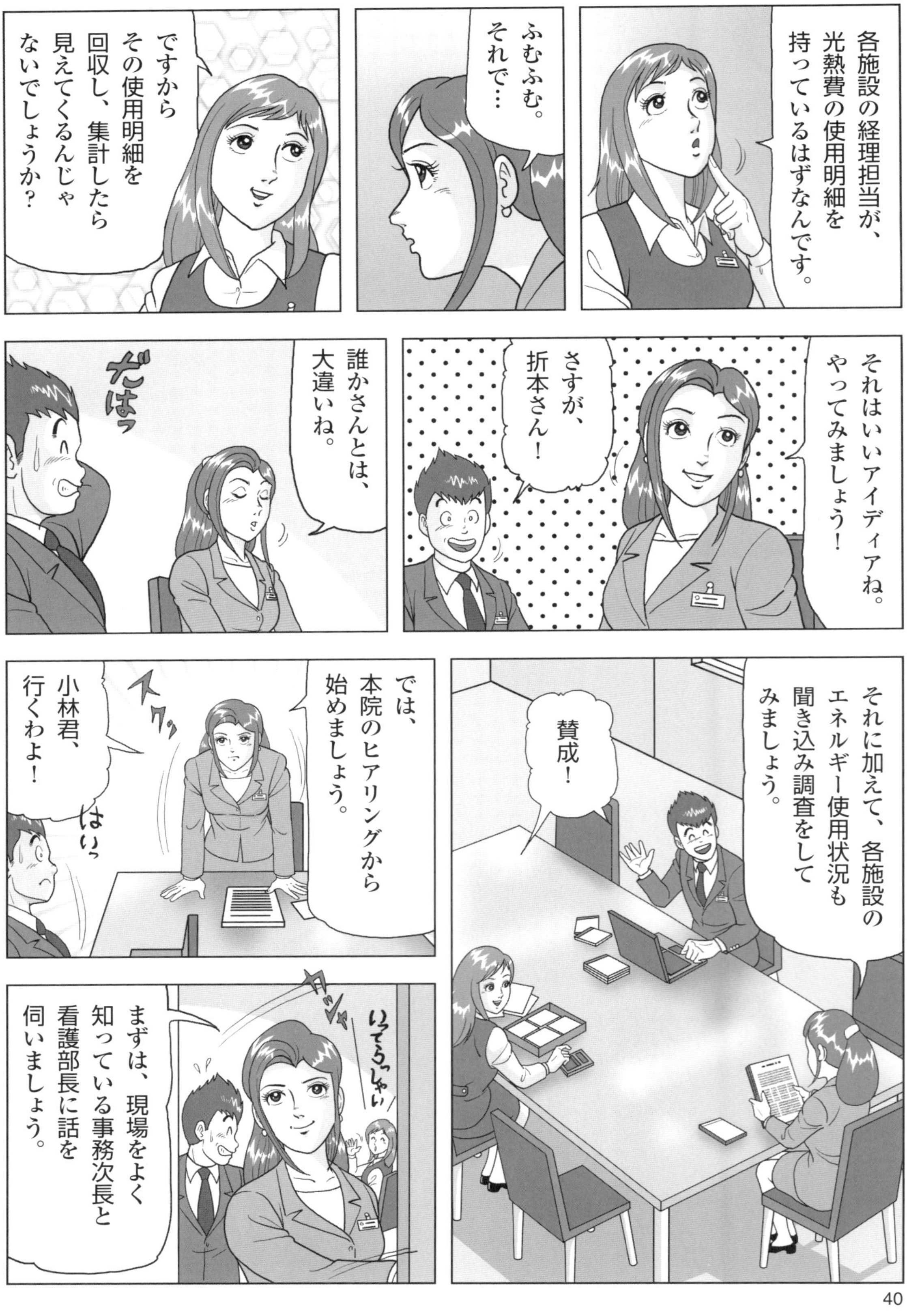
各施設の経理担当が、光熱費の使用明細を持っているはずなんです。
ふむふむ。それで…
ですから その使用明細を回収し、集計したら見えてくるんじゃないでしょうか？
それはいいアイディアね。やってみましょう！
さすが、折本さん！
誰かさんとは、大違いね。
だはっ
それに加えて、各施設のエネルギー使用状況も聞き込み調査をしてみましょう。
賛成！
では、本院のヒアリングから始めましょう。
スクッ
小林君、行くわよ！
はいっ
まずは、現場をよく知っている事務次長と看護部長に話を伺いましょう。
いってらっしゃい

## 第5章 【実践編】「改正省エネ法」対策 プロジェクトチームを始動する❶

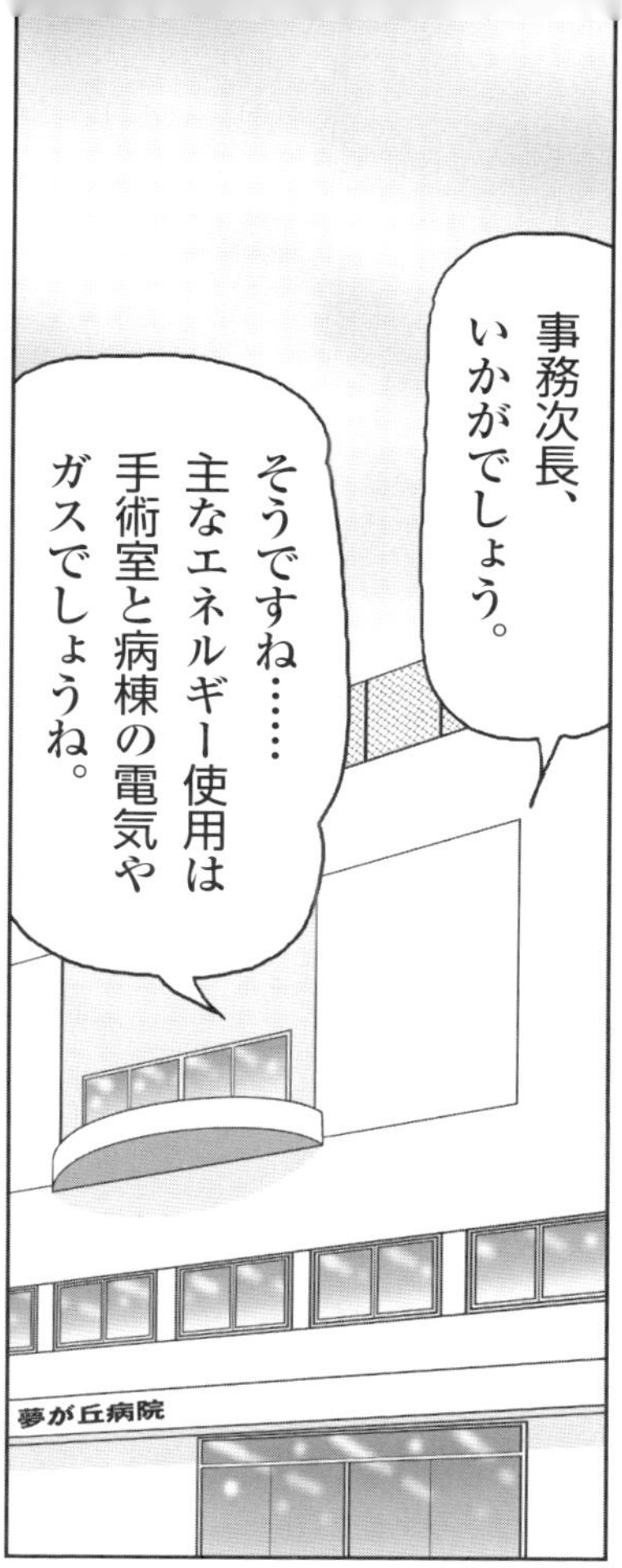
事務次長、いかがでしょう。
そうですね……主なエネルギー使用は手術室と病棟の電気やガスでしょうね。
夢が丘病院

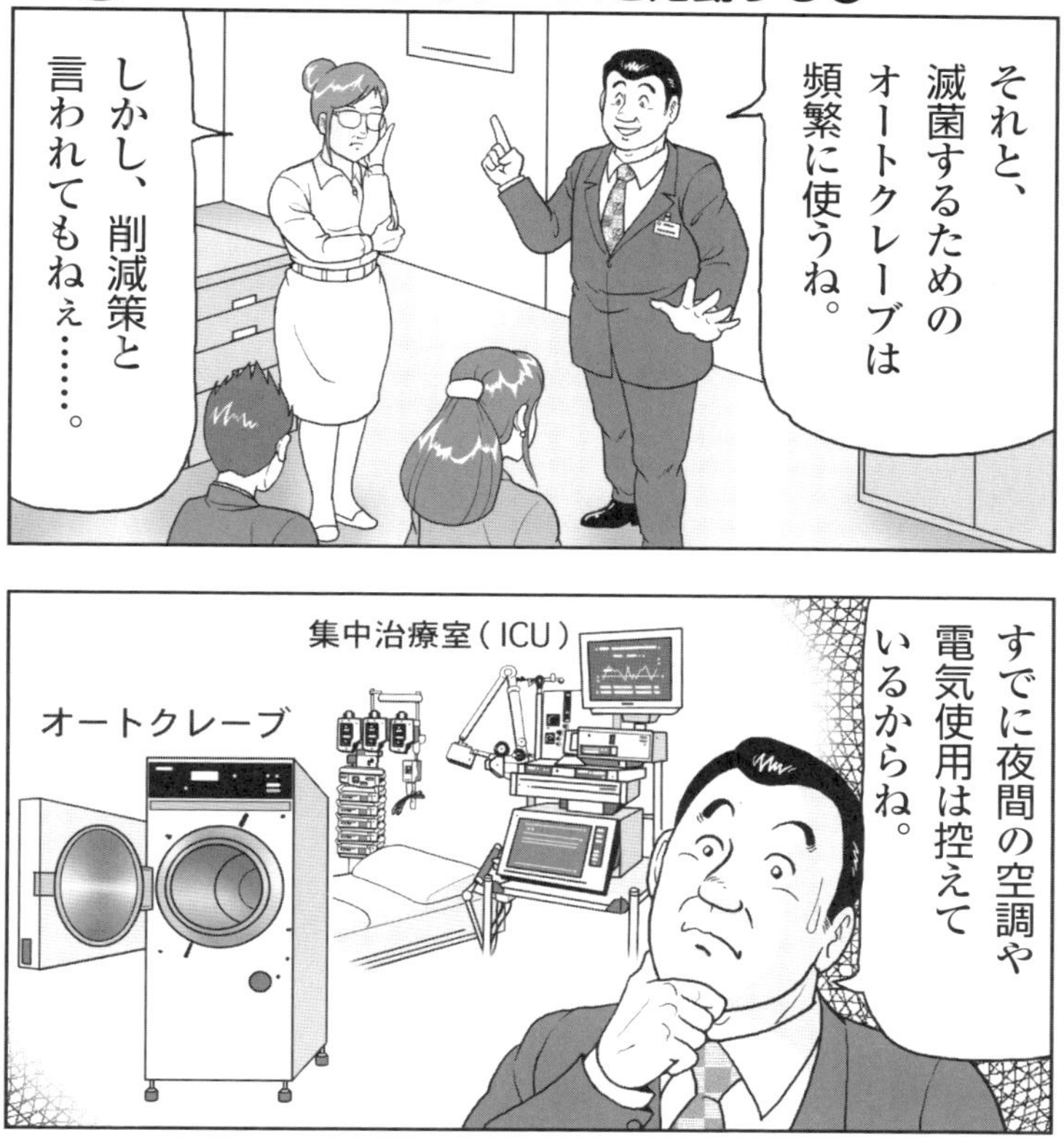
それと、滅菌するためのオートクレーブは頻繁に使うね。
しかし、削減策と言われてもねぇ……。
すでに夜間の空調や電気使用は控えているからね。
集中治療室（ICU）
オートクレーブ

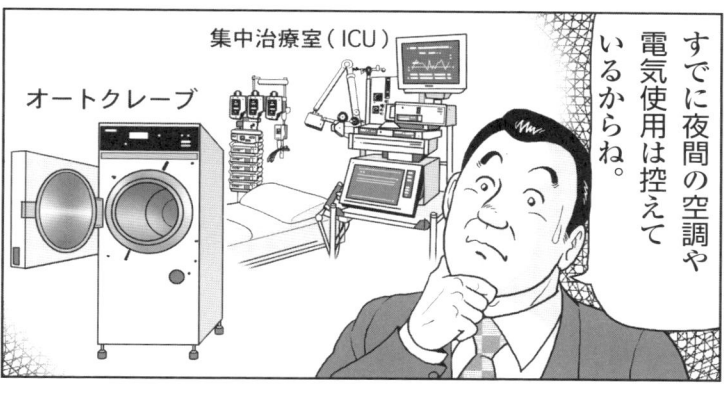

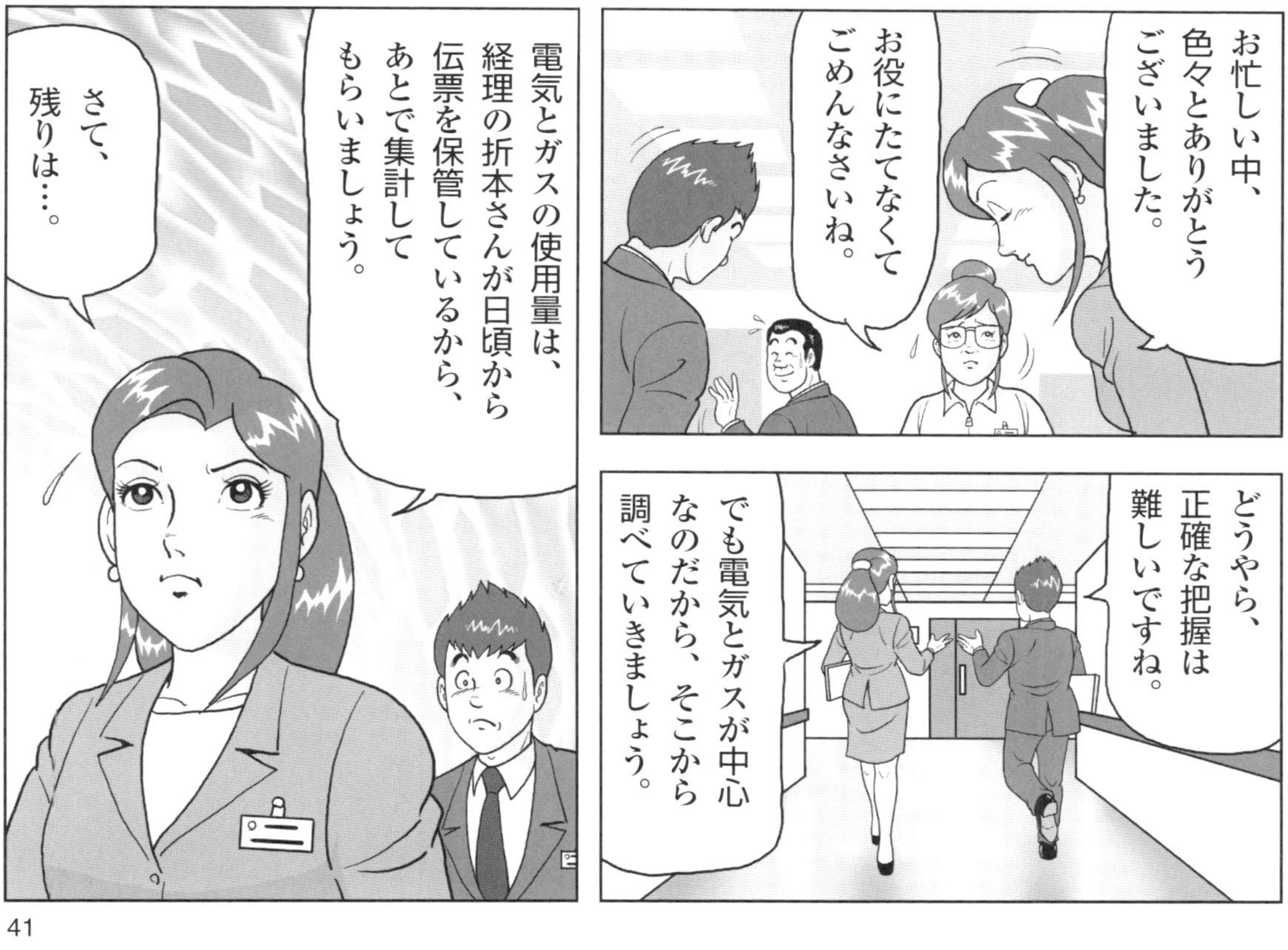
お忙しい中、色々とありがとうございました。

お役にたてなくてごめんなさいね。

どうやら、正確な把握は難しいですね。

でも電気とガスが中心なのだから、そこから調べていきましょう。

電気とガスの使用量は、経理の折本さんが日頃から伝票を保管しているから、あとで集計してもらいましょう。

さて、残りは…。

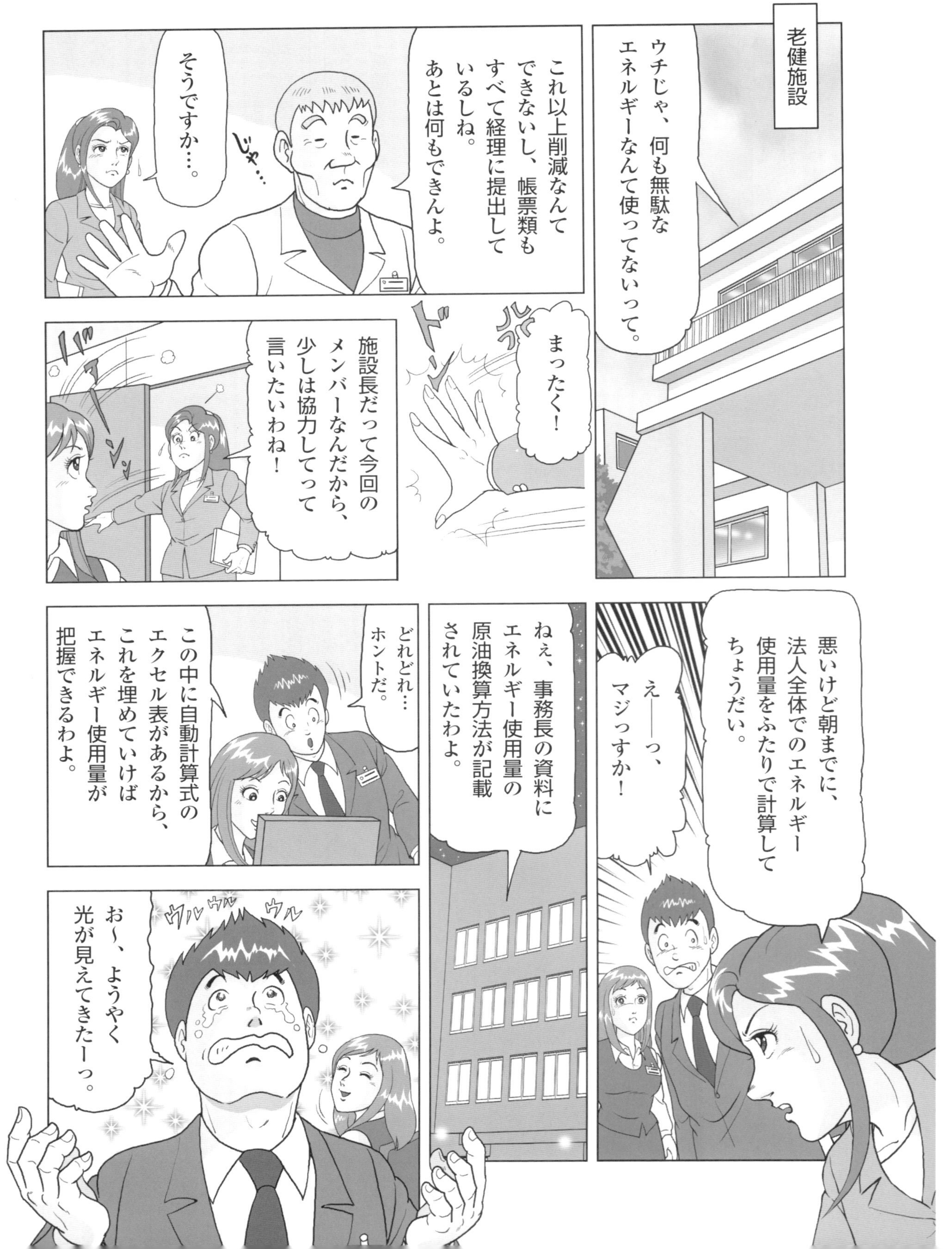

老健施設
ウチじゃ、何も無駄なエネルギーなんて使ってないって。

これ以上削減なんてできないし、帳票類もすべて経理に提出しているしね。あとは何もできんよ。

じゃ…

そうですか…。

まったく！

施設長だって今回のメンバーなんだから、少しは協力してって言いたいわね！

悪いけど朝までに、法人全体でのエネルギー使用量をふたりで計算してちょうだい。

え――っ、マジっすか！

ねぇ、事務長の資料にエネルギー使用量の原油換算方法が記載されていたわよ。

どれどれ…ホントだ。

この中に自動計算式のエクセル表があるから、これを埋めていけばエネルギー使用量が把握できるわよ。

ウルウルウル
お～、ようやく光が見えてきたーっ。

# 第5章 【実践編】「改正省エネ法」対策 プロジェクトチームを始動する❶

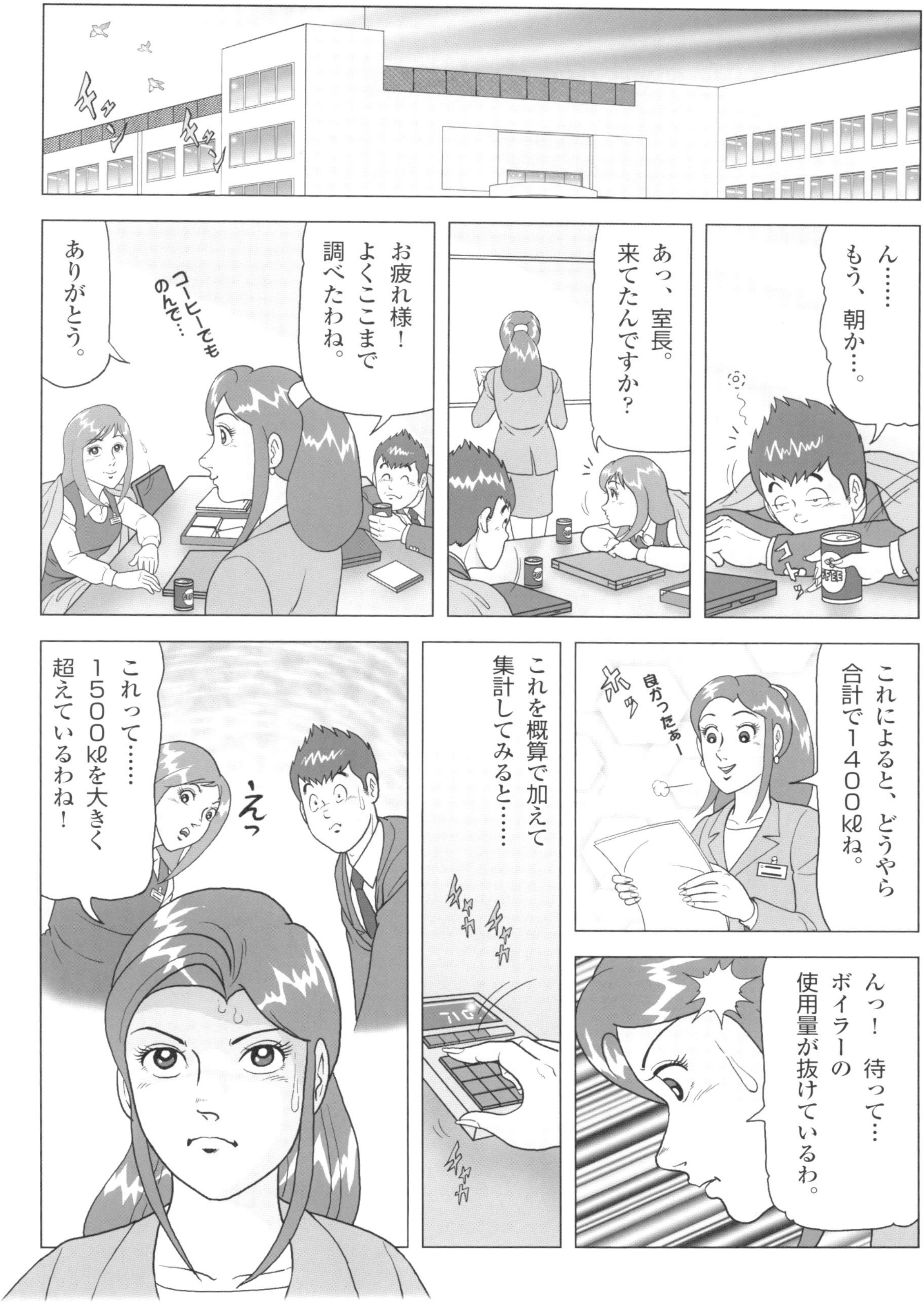
チュン
チュン
ん……もう、朝か…。
あっ、室長。来てたんですか？
お疲れ様！よくここまで調べたわね。
コーヒーでものんで…
ありがとう。
これによると、どうやら合計で1400kℓね。
ホッ
良かったぁ～
んっ！待って…ボイラーの使用量が抜けているわ。
これを概算で加えて集計してみると……
これって……1500kℓを大きく超えているわね！
えっ

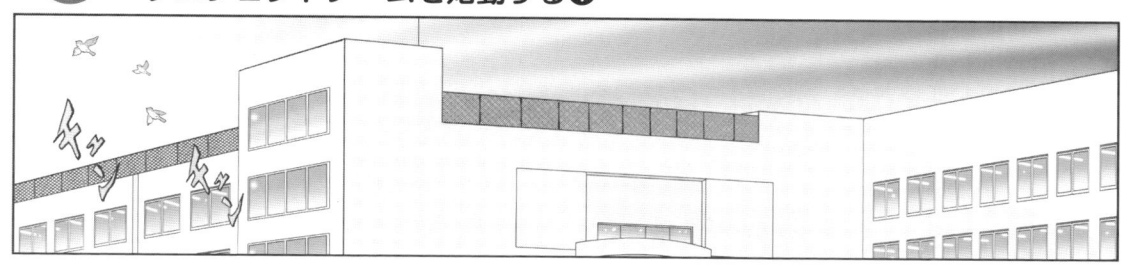

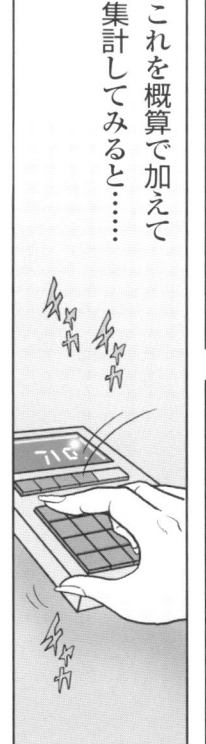

# 削減策の実践のためにすべきこと
## ～組織全体の取り組みとしてとらえ、中長期視点での設備投資の検討も重要～



**「改正省エネ法」では、エネルギー使用量を把握することから始まる。制度で求められ罰則規定があるだけではなく、さらに省エネ対策という点でも、まずはエネルギー使用量を計算することが大切だ。計測できないものは、管理できないからである。**

### 部門ごとのエネルギー使用量の把握

　病院の部門別のエネルギー使用量の比率は病棟、中央診療部門および外来で全体の約75％を占めている（図5－1）。

　24時間稼働している部門のエネルギー使用量が多いことは当然であるが、省エネ対策としてはより効果を期待できるところに注力して取り組むのが適切である。医療機関という事業の特性から省エネよりも患者さんの安全を優先すべきことは誰しも納得がいくところであろう。それゆえに省エネプロジェクトのような面倒な問題は後回しにされてしまうことが少なくない。

　まずは、管理（事務）部門を中心に「身近にできることから」始めるケースが多いと予想されるが、それでは極めて限定的な効果しか得られないであろう。医療機関全体の取り組みとしてとらえることが必要である。

　以下、各部門におけるエネルギー削減の実践ポイントをまとめる。

#### ①病棟

　病棟は24時間稼働しており、面積比率も一般的に大きいため、エネルギー消費量が部門別では最大となる。

　主なエネルギーとしては空調であろう。終日の運転をしているため一般に比べ空調機器の劣化が早く、機能低下によってエネルギー使用が増加してしまう傾向にある。定期点検を行うことはもちろん、日頃の使用状況（冷やし過ぎや暖め過ぎのことも少なくない）について意識し、部門一丸となって過度な空調運転を避ける必要があるだろう。季節によっては窓や扉を開放して外気を導入するなどして空調を停止するという策も有効だが、留意点もある（自殺や逃亡企図のある患者さんもいるだろうし、鳥や虫の侵入についても配慮しなければならないなど、単純に窓

を全開にすることは医療機関という事業の特性上困難である)。そこでコストはかかるがBEMS※9導入に

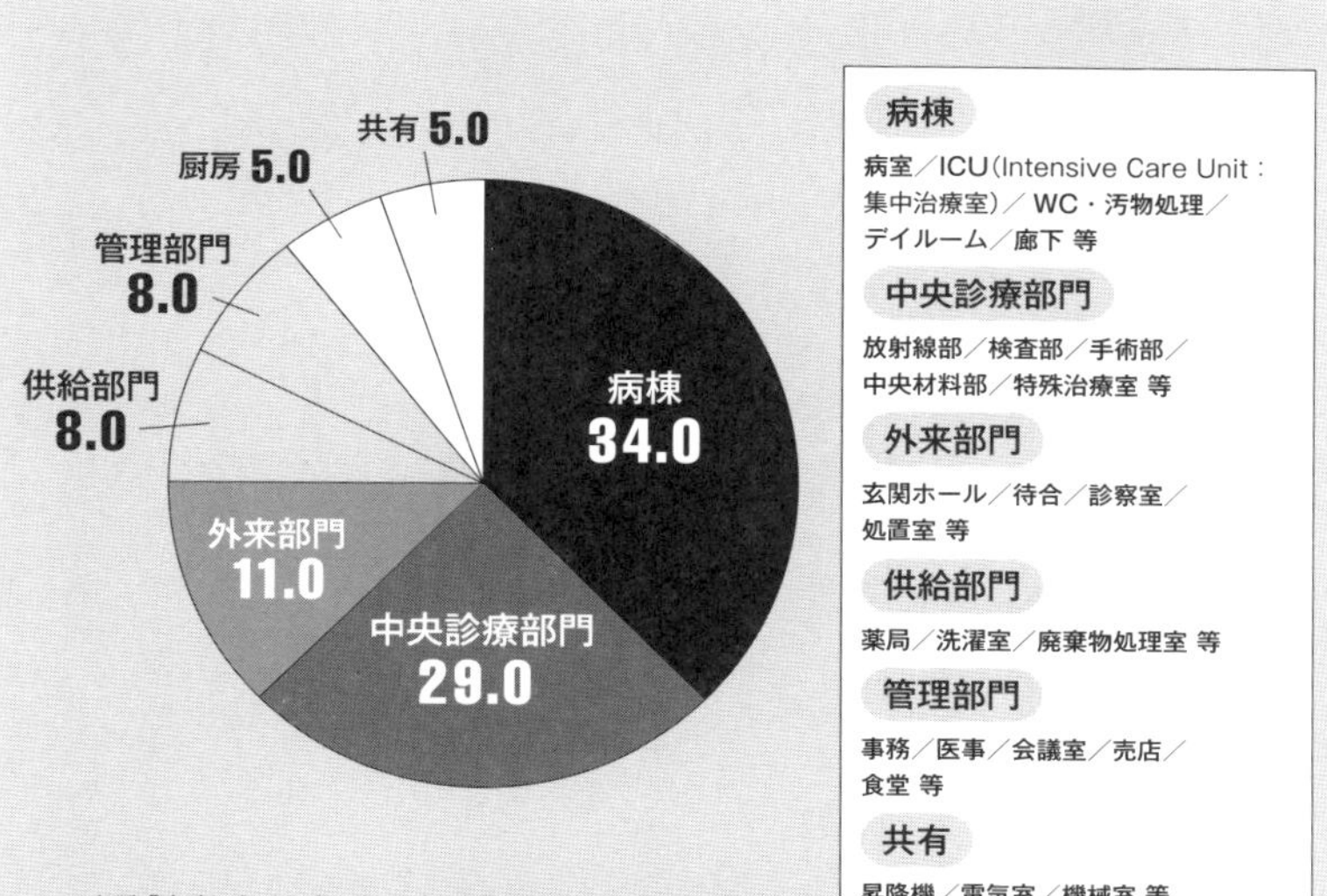
病棟
34.0
中央診療部門
29.0
外来部門
11.0
供給部門
8.0
管理部門
8.0
厨房 5.0
共有 5.0
病棟
病室／ICU（Intensive Care Unit：集中治療室）／WC・汚物処理／デイルーム／廊下 等
中央診療部門
放射線部／検査部／手術部／中央材料部／特殊治療室 等
外来部門
玄関ホール／待合／診察室／処置室 等
供給部門
薬局／洗濯室／廃棄物処理室 等
管理部門
事務／医事／会議室／売店／食堂 等
共有
昇降機／電気室／機械室 等

※出所：「病院における省エネルギー実施要領（2008年）」（厚生労働省）

【図5-1　部門別エネルギー消費量比率】

より空調設備を効率化したり、コージェネレーション（熱電供給）システム※10の導入を検討するのもよいだろう。初期投資は数年で回収でき、耐用年数後期にはプラスに転じることも少なくない。その他、患者搬送時等の必要不可欠な時以外は階段を積極的に使ったり、小型エレベーターを第一選択にするなども地道だが重要な試みとなるだろう。

## ②中央診療部門

中央診療部門では、滅菌の際のオートクレーブ※11等の使用があり、エネルギー消費量が多くなる。使用を回避することはできないが、清掃や定期点検を行い、使用前によく洗浄しておくことにより省エネ化を推進することができる。また、「省エネになるだろう」と思い、ついつい詰め込み過ぎてしまうきらいがあるが、避けたほうがよいだろう（滅菌効果が低下してしまう）。

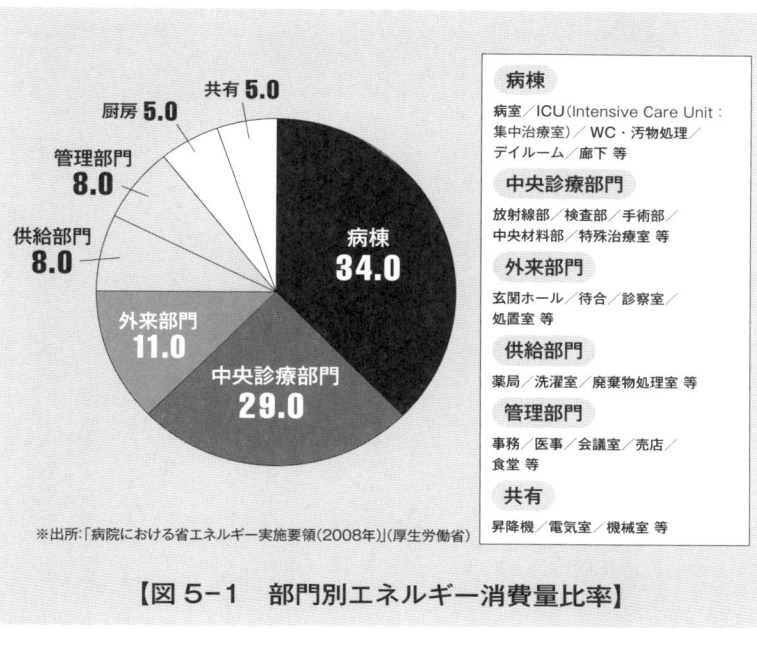

手術室に関しても省エネ化の可能性がある。病院によっては手術室の風量や電気等を平日の日勤帯と同じ状況に放置していることもある。「急性期病院である以上、患者さんがいつ来るかわからない」という考え方は一見筋が通っているようにも思えるが、実際には夜間の手術室利用は限られているはずである。そもそも自院の緊急手術がどのくらい行われているのか、またそれに対応できるスタッフがどれくらいいるのか等を分析した上で、適切な夜間対応の手術室数を決めるのがよいだろう。使用していない手術室は陽圧※12を保つ最小限度まで風量を絞る等の適切な対応が必要である。さらに、手術室の省エネで鍵を握るのが「歩行入室」（手術室にストレッチャーで入室するのではなく、患者自らが歩いて入

室すること）である。これにより手術室の稼働率向上にも寄与するだけでなく、手術件数増加や残業時間の削減等にもつながり、省エネ対策としても有効であろう。

### ③外来部門

外来部門は終日稼働しているわけではないので、照明や空調等のエネルギーを時間に応じて調整することが必要である。特に日中は人の出入りが激しいため、外気侵入による空調の負担が大きくなる。これについても患者数等の多少によって空調を調節することが望ましい。寒冷地の冬場においては、外気侵入の対策を立てなければならない。風除スペースを設ける等の投資をしても十分に回収できる可能性もあるだろう。短期的な視点に陥らず長期的に投資の成果を考えるべきであろう。

### ④厨房

厨房は面積当たりで使われるエネルギー量が最大であり、加熱調理用のガスの消費量等が多いという特性を持っている。省エネのポイントとしては、業務効率を高め厨房の使用時間を短縮することやガス器具の口火をこまめに消す等も効果的である。また、食材保管用冷蔵庫は詰め込み過ぎに注意し、出し入れの回数や開けっ放しが起きないよう注意する必要がある。

### ⑤その他

IT化が進んだことにより事務部門のエネルギー使用量も増加している。休み時間や長時間席を離れるときにはスタンバイモードに切り替える等の細かな配慮も必要であろう。

また、帰宅時には窓のブラインドを閉めることによって翌日の空調使用を減らす効果もある。役員室や会議室が不使用時にもかかわらず、空調や電気だけ稼働している事例をよくみかける。役員自らが襟を正すという姿勢を示すためにも、消灯を励行したいものである。

大がかりではあるが、省エネ対策として改修工事を行う必要が出てくる医療機関も出てくるだろう。旧式の各種機器を高効率機器に変更することが有効である。高効率機器の例としては、電気であれば、電気温水器（「エコキュート」等）、空調機（「エコアイス」等）、ガスであれば、潜熱回収給湯器（「エコジョーズ」等）、燃料電池（「エネファーム等」）などがある。

また、マンションなどでも頻繁に目にする屋上緑化なども省エネ対策として功を奏するであろう。

第6章 実践編

「改正省エネ法」対策
プロジェクトチームを始動する❷

# エネルギー管理統括者、エネルギー企画推進者の選出

ようやく法人全体でのエネルギー使用量を集計することができました。今回は内山院長の代理で西田理事長にご出席いただいています。
夢が丘病院

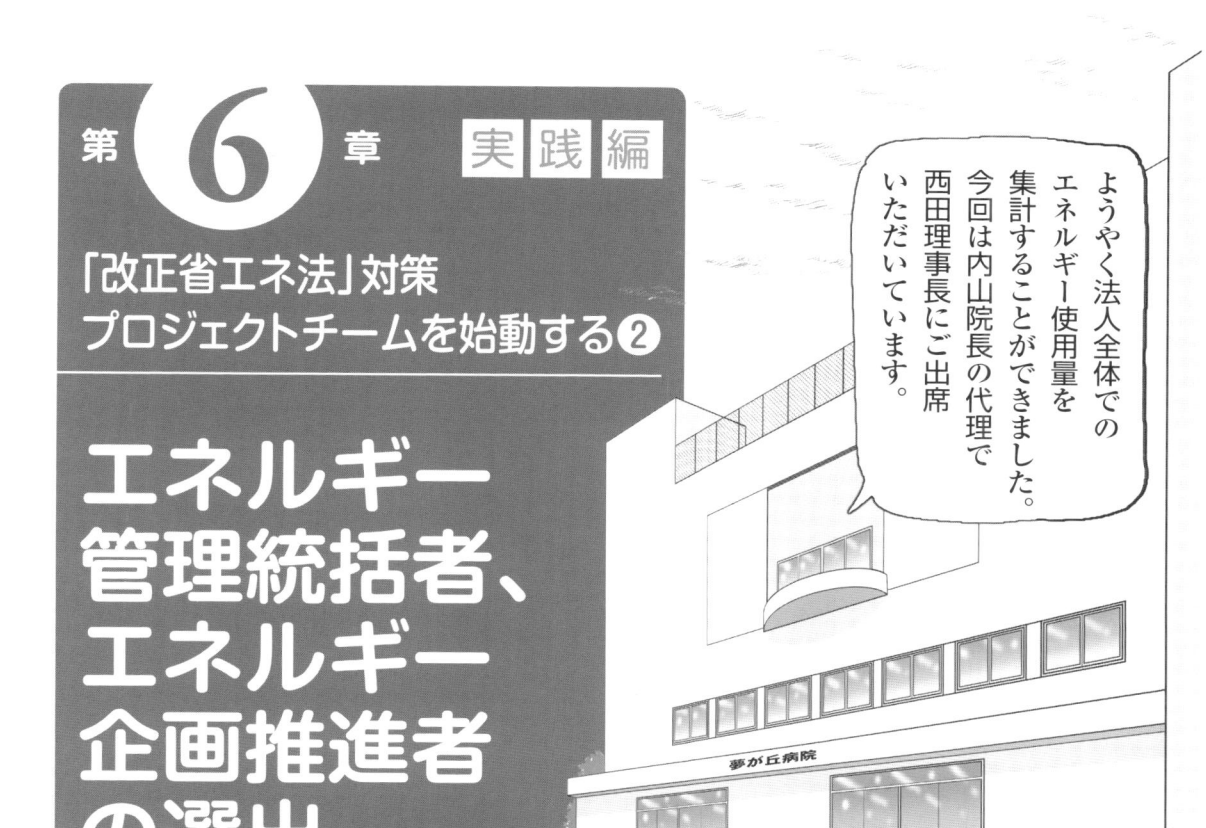

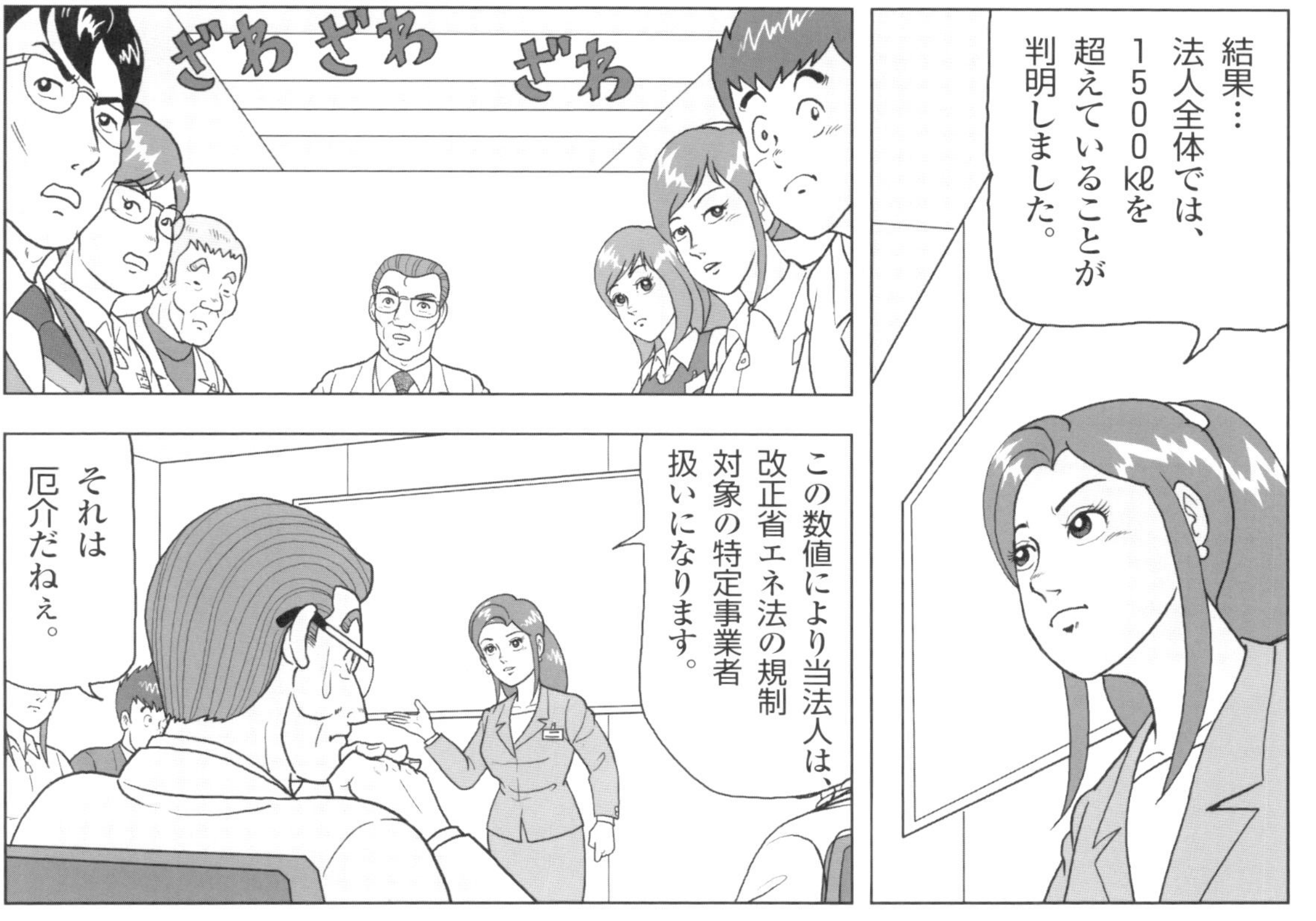
結果…法人全体では、1500kℓを超えていることが判明しました。
ざわざわ
ざわ
この数値により当法人は、改正省エネ法の規制対象の特定事業者扱いになります。
それは厄介だねぇ。

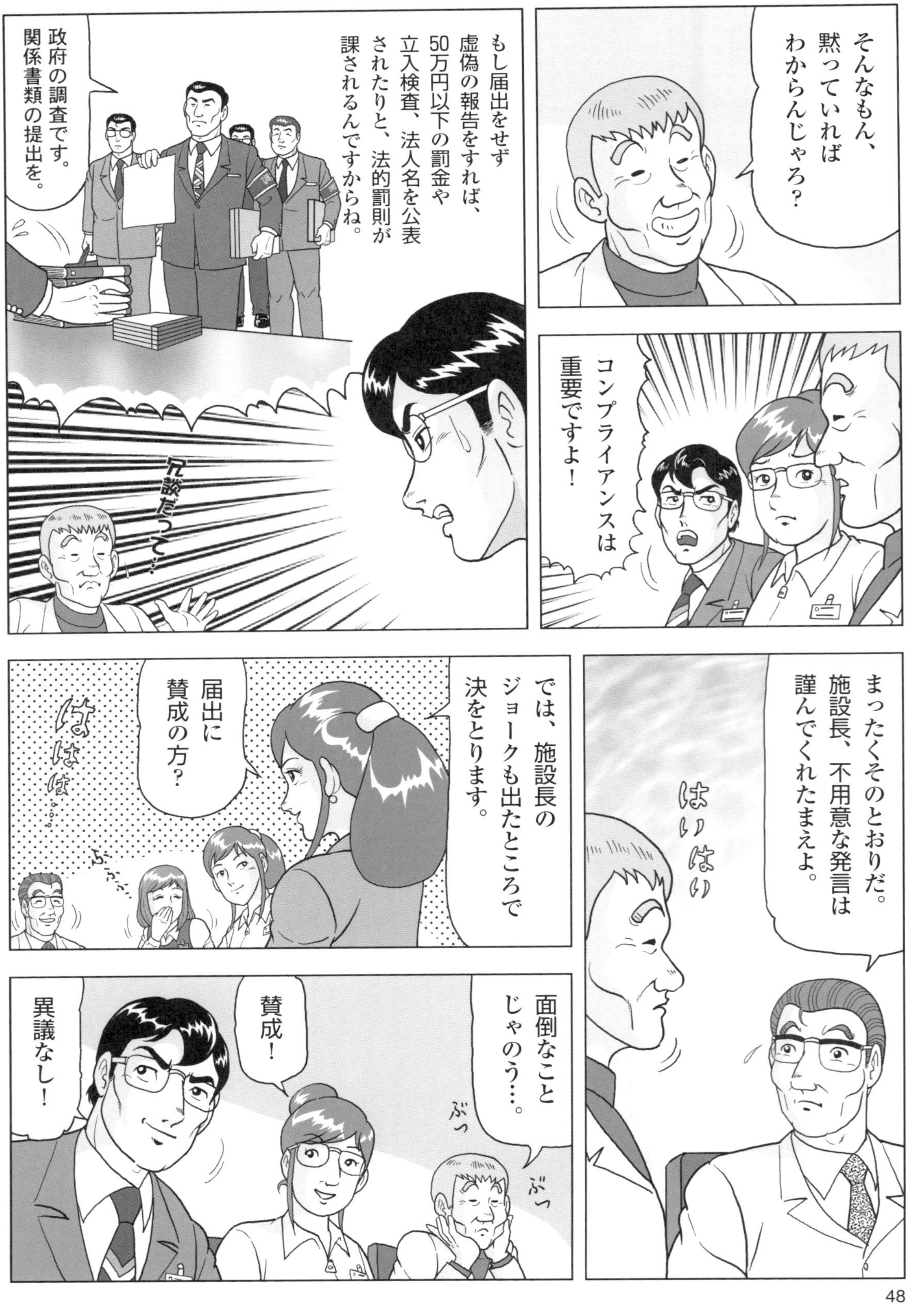

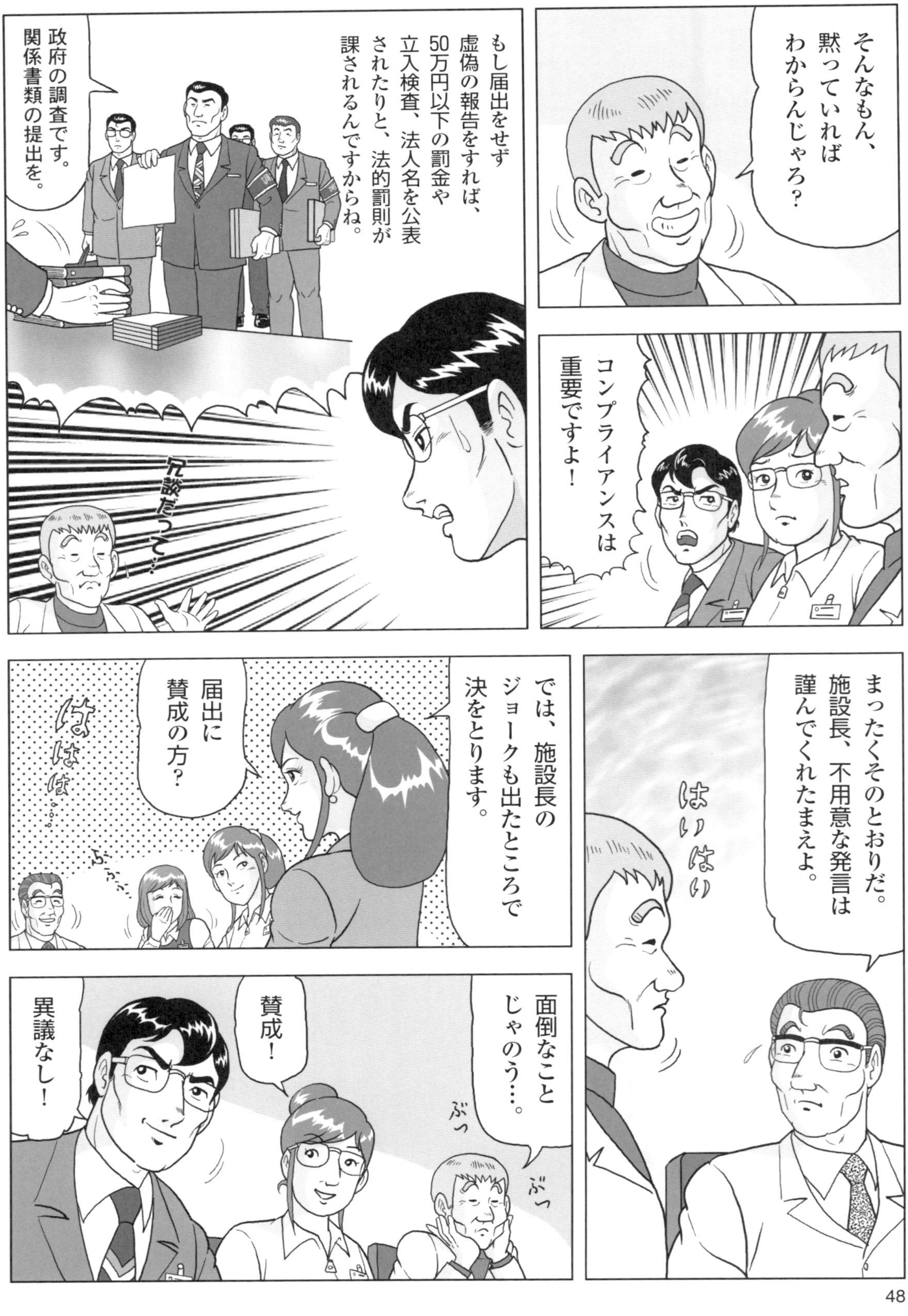

そんなもん、黙っていればわからんじゃろ？

コンプライアンスは重要ですよ！

もし届出をせず虚偽の報告をすれば、50万円以下の罰金や立入検査、法人名を公表されたりと、法的罰則が課されるんですからね。

政府の調査です。関係書類の提出を。

冗談だって…

まったくそのとおりだ。施設長、不用意な発言は謹んでくれたまえよ。

はいはい
では、施設長のジョークも出たところで決をとります。

届出に賛成の方？

ははは…

面倒なことじゃのう…。

ぶっ
ぶっ
賛成！

異議なし！

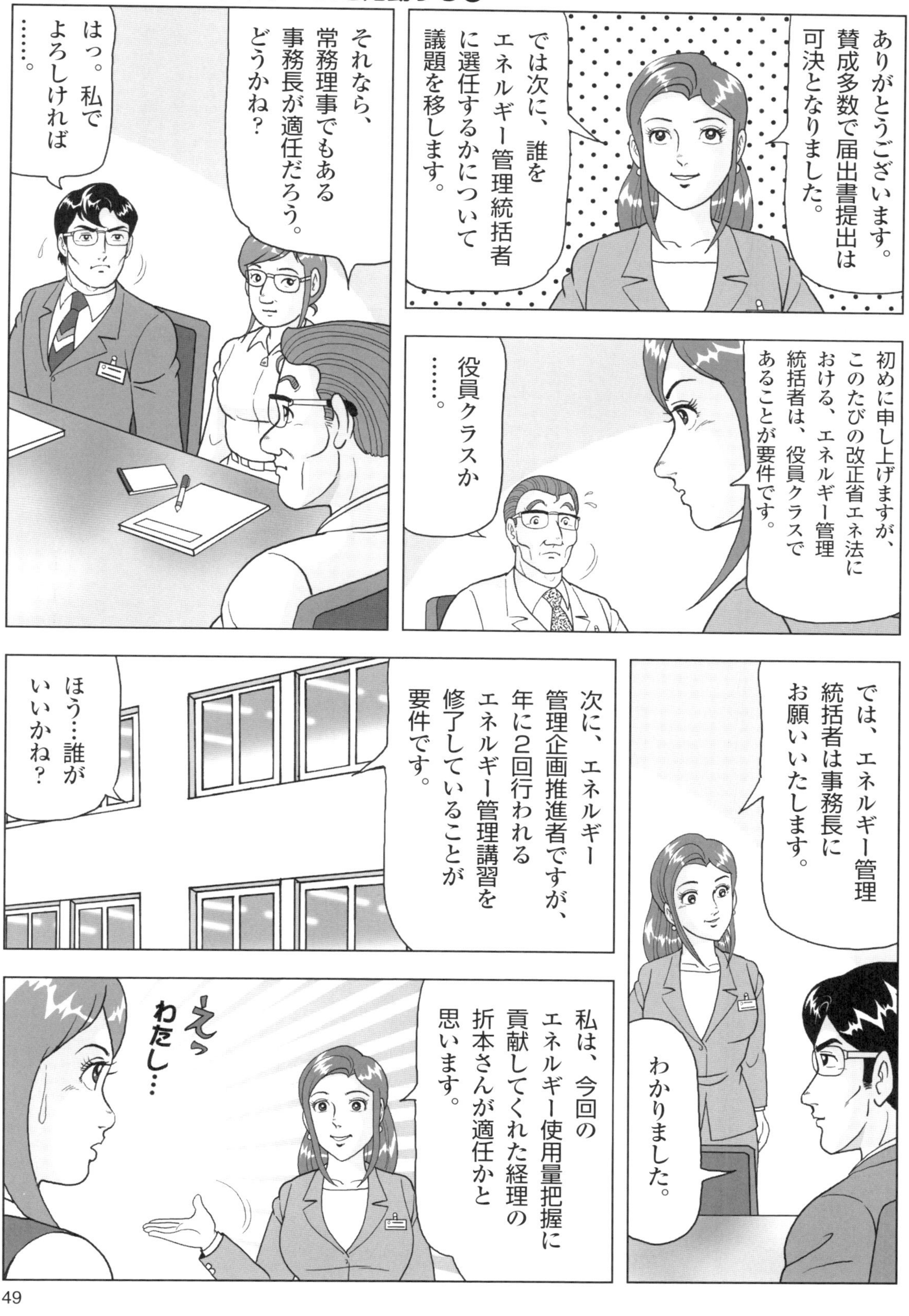
ありがとうございます。賛成多数で届出書提出は可決となりました。

では次に、誰をエネルギー管理統括者に選任するかについて議題を移します。

初めに申し上げますが、このたびの改正省エネ法における、エネルギー管理統括者は、役員クラスであることが要件です。

役員クラスか……。

それなら、常務理事でもある事務長が適任だろう。どうかね？

はっ。私でよろしければ……。

では、エネルギー管理統括者は事務長にお願いいたします。

わかりました。

次に、エネルギー管理企画推進者ですが、年に2回行われるエネルギー管理講習を修了していることが要件です。

ほう…誰がいいかね？

私は、今回のエネルギー使用量把握に貢献してくれた経理の折本さんが適任かと思います。

えっ わたし…

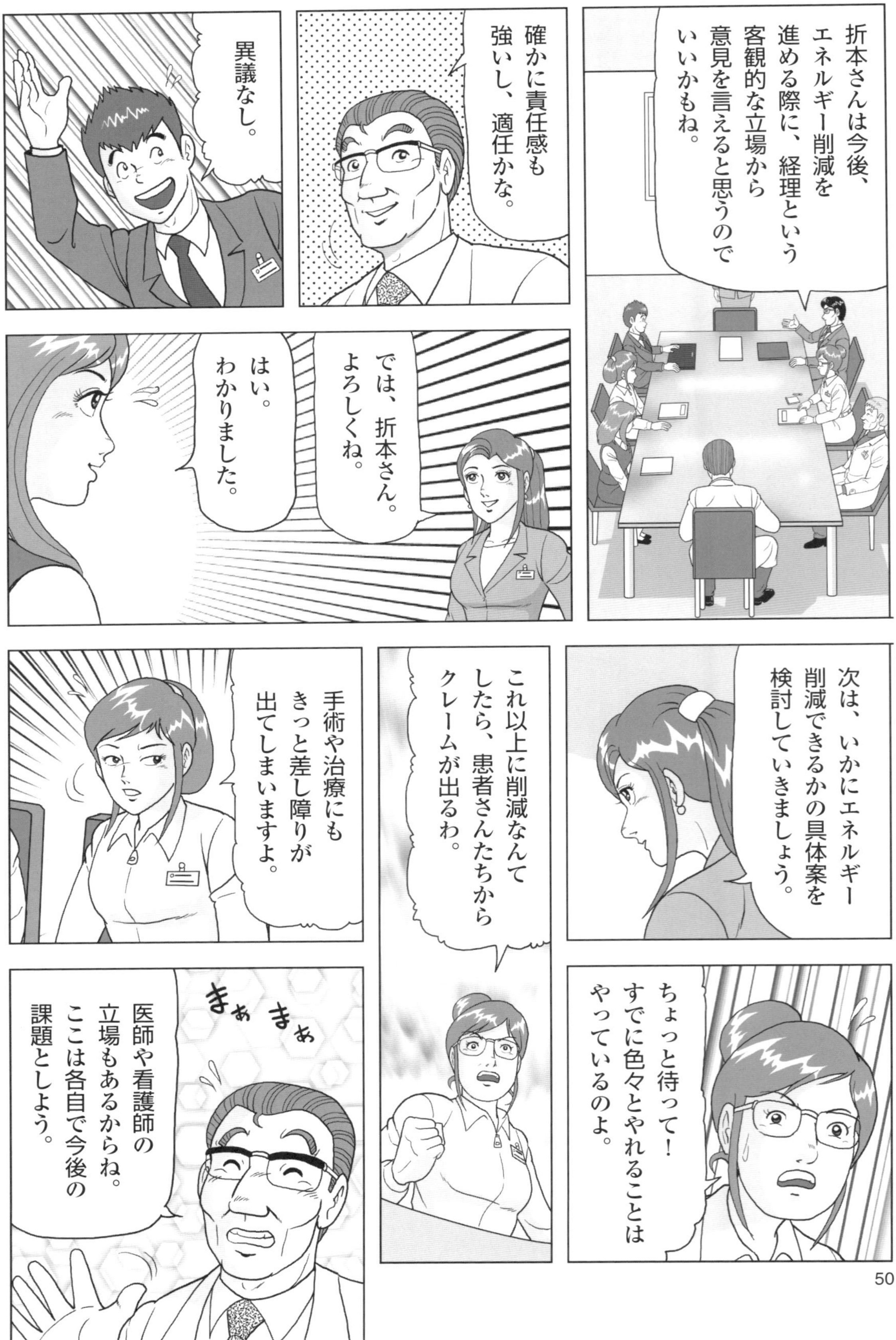
折本さんは今後、エネルギー削減を進める際に、経理という客観的な立場から意見を言えると思うのでいいかもね。

確かに責任感も強いし、適任かな。

異議なし。

では、折本さん。よろしくね。

はい。わかりました。

次は、いかにエネルギー削減できるかの具体案を検討していきましょう。

ちょっと待って！すでに色々とやれることはやっているのよ。

これ以上に削減なんてしたら、患者さんたちからクレームが出るわ。

手術や治療にもきっと差し障りが出てしまいますよ。

まぁ まぁ
医師や看護師の立場もあるからね。ここは各自で今後の課題としよう。

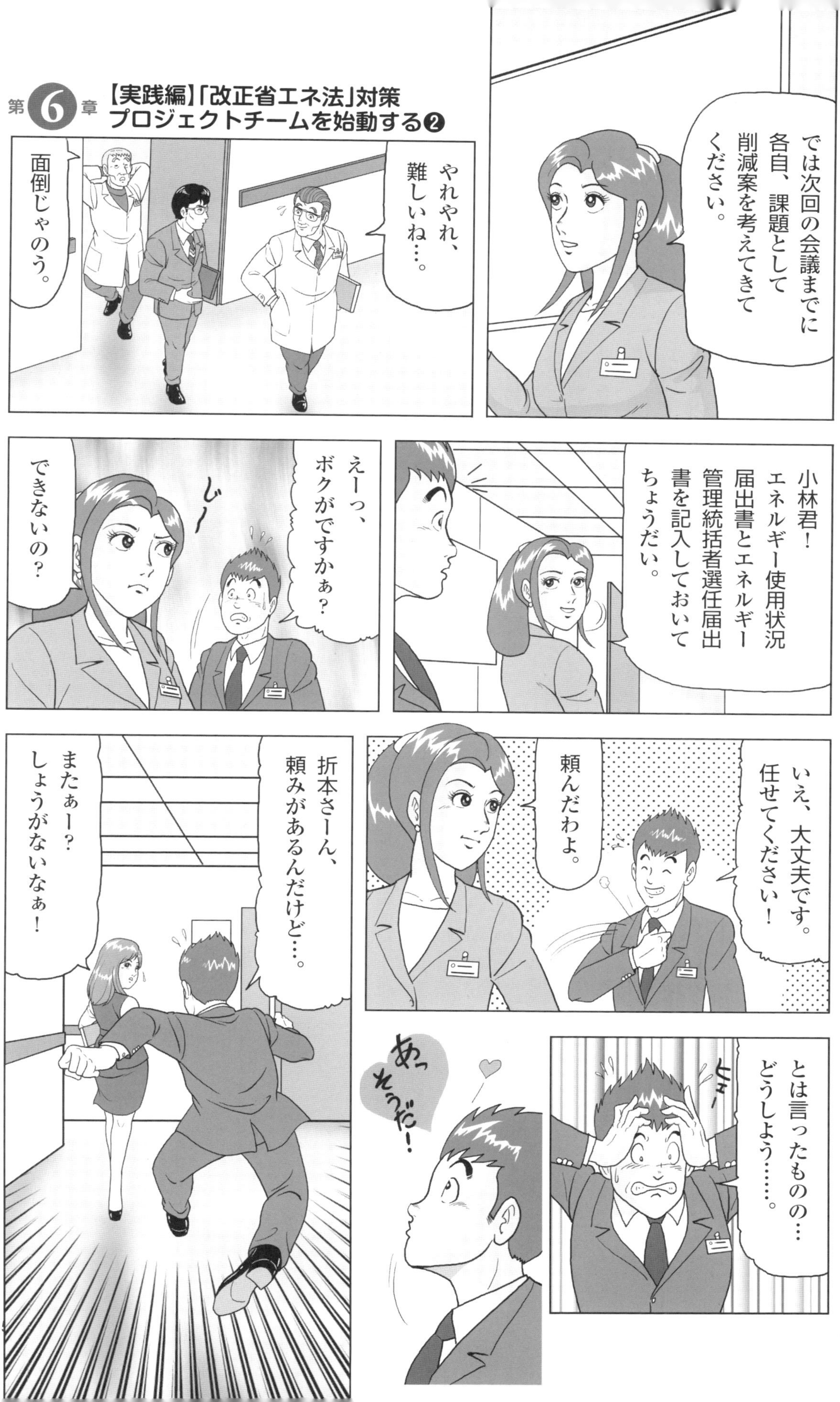
では次回の会議までに各自、課題として削減案を考えてきてください。

やれやれ、難しいね…。

面倒じゃのう。

小林君！エネルギー使用状況届出書とエネルギー管理統括者選任届出書を記入しておいてちょうだい。

えーっ、ボクがですかぁ？

ジー
できないの？

いえ、大丈夫です。任せてください！

頼んだわよ。

折本さーん、頼みがあるんだけど…。

またぁー？しょうがないなぁ！

ヒェー
とは言ったものの…どうしよう……。

あっそうだ！

# エネルギー管理統括者、エネルギー管理企画推進者を選任する

**特定事業者として指定されるとエネルギー管理統括者およびエネルギー管理企画推進者を選任する必要がある。さらに、第1種指定事業者または第2種指定事業者に指定された施設は、エネルギー管理員を選任しなければならない。**

## エネルギー管理統括者

その役割は、①経営的視点を踏まえた取組の推進、②中長期計画のとりまとめ、③現場管理に係る企画立案、実務の統制である。

資格要件は特に定められていないが、役員クラスが想定されており、医療経営の一環として、法人全体の鳥瞰的なエネルギー管理を行う必要がある。選任すべき事由が生じた日以後遅滞なく選任する。

マンガのケースにおいては、事務長（常務理事兼任）が選任されている。

## エネルギー管理企画推進者

エネルギー管理統括者を実務面から補佐する役割があり、エネルギー管理士またはエネルギー管理講習修了者であることが求められている。「選任すべき事由が生じた日から6カ月以内に選任する。ただし、2010（平成22）年度は指定後9カ月以内に選任すればよい」とされている（表6－1）。

マンガでは経理担当がエネルギー管理企画推進者として選ばれた。その意図は、経理担当者は、法人全体の収支を把握しており、費用対効果の側面において客観的な意見を言えるからである。ただし、ここで留意したいのは先述したとおり、医療機関の存在意義において費用や省エネ効果の面だけではとらえきれない部分が多いことである。

## エネルギー管理員

次に施設単位でエネルギー管理員の選任が求められる場合がある。表4－2（P.38参照）が示すように各病院のエネルギー使用量が年間1500kℓ以上の場合には、「第1種指定事業者」および「第2種特定事業者」に区分され、エネルギー管理員を

# 解説

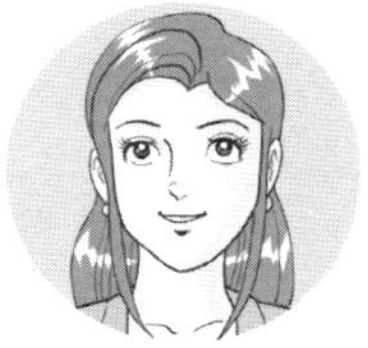

病院として選任しなければならない。
　経済産業省の目安を参考にすると病床規模で500～600床以上が対象となるので、法人傘下の施設に500床以上の施設がある場合には注意を要するだろう。たとえ法人として1500kℓを超えていても、各施設が1500kℓ未満の場合にはエネルギー管理員を置く必要はない。

## エネルギー管理士およびエネルギー管理研修、エネルギー管理士試験

【エネルギー管理士】

　エネルギー管理士免状の所有者をエネルギー管理士といい、エネルギー管理者等に選任することができる。

【エネルギー管理研修・エネルギー管理士試験】

　エネルギー管理士免状を取得するためには、㋐指定試験機関が実施する「エネルギー管理士試験」に合格し、1年以上の実務経験がある者、または㋑実務経験3年以上の者で登録研修機関が実施する「エネルギー管理研修」を修了した者、のいずれかであれば免状交付申請により免状の交付を受けられる。

　エネルギー管理士試験は毎年8月上旬の土曜日に、エネルギー管理研修は毎年12月中下旬の7日間に全国各地で行われる。

㈶省エネルギーセンターHP（「判断基準と管理基準の解説（病院の管理標準事例）」を基に作成）

## エネルギー管理講習制度

指定講習機関が実施するエネルギー管理講習の修了者であれば、エネルギー管理企画推進者またはエネルギー管理員として選任することができる。

　エネルギー管理講習の受講資格には制限がなく、誰でも受講できる。エネルギー管理講習は年に2回全国各地で行われる（ただし、2010〈平成22〉年度は対象者の増加が見込まれることから3回行われる）。

　法人は、エネルギー管理講習修了者の中からエネルギー管理企画推進者またはエネルギー管理員（個別の病院で1500kℓ／年以上の場合）を選任している場合には、当該者に定期的（3年ごと）に「資質向上講習」を受講させなければならない（講習を受けた日の属する年度の翌年度の開始の日から起算して2年を超えた日以降に選任した場合は、選任した日の属する年度の翌年度）。

## 省エネ活動の実施について行政による立ち入り検査が行われることも

エネルギー使用の合理化が十分になされているかどうかについて、行政によるチェックが行われる（実際に2～3年置きに立ち入り検査が行われている事例もある）。

チェックの内容としては、判断基準の遵守状況、エネルギー消費原単位の推移などを確認する「施設現地調査」「報告徴収」「立入検査」がある。

また、第1種エネルギー管理指定事業者については、エネルギーの使用の合理化の状況が「判断基準（第4章を参照）」に照らして著しく不十分であると認められた場合には「合理化計画の作成指示」が行われる。この指示に従わない場合には公表・命令が、また命令に従わない場合には100万円以下の罰金が課せられる（表6－2）。

**【表6-1　エネルギー管理統括者の役割、選任・資格要件、選任時期】**

| 選任すべき者 | 役割 | | 選任時期 |
|---|---|---|---|
| | 事業者単位のエネルギー管理 | 選任・資格要件 | |
| エネルギー管理統括者 | ①経営的視点を踏まえた取組の推進<br>②中長期計画の取りまとめ<br>③現場管理に係る企画立案、実務の統制、エネルギー管理統括者を実務面から補佐 | 事業経営の一環として、事業者全体の鳥瞰的なエネルギー管理を行い得る者<br>[例：CSR※1担当役員等] | 選任すべき事由が生じた日 以後遅滞なく選任 |
| エネルギー管理企画推進者 | エネルギー管理統括者を実務面から補佐 | エネルギー管理士またはエネルギー管理講習修了者 | 選任すべき事由が生じた日から6カ月以内に選任<br>[エネルギー管理企画推進者のみ平成22年度は指定後9カ月以内] |

※1:CSR（corporate social responsibility）＝企業･団体の社会的存在として果たすべき責任

**【表6-2　違反の内容と罰則】**

| | |
|---|---|
| エネルギー管理統括者等の選任を行わなかった場合 | 100万円以下の罰金 |
| 主務大臣よるエネルギー合理化計画に関する指示および命令に従わなかった場合 | |
| 前年度エネルギー使用量が一定規模以上であるのに、届出をしなかった、または虚偽の届出をした場合 | 50万円以下の罰金 |
| 定期報告をしなかった、または虚偽の報告をした場合 | |
| エネルギー使用合理化のための中長期計画を主務大臣（医療機関の場合は主に厚生労働省が想定される）に提出しなかった場合 | |
| 主務大臣（医療機関の場合は主に厚生労働省が想定される）等の命ずる業務の状況報告をせず、もしくは虚偽の報告を行った場合、または主務官庁による調査、立入検査を拒み、妨げ、もしくは忌避した場合 | |
| エネルギー管理統括者等の選任または解任を届出なかった、または虚偽の届出をした場合 | 20万円以下の罰金 |

表6−1、2 ㈶省エネルギーセンター「改正省エネ法の概要2010」を基に作成

第7章 実践編

「改正省エネ法」対策
プロジェクトチームを始動する③

# 中長期計画書・定期報告書の作成・提出

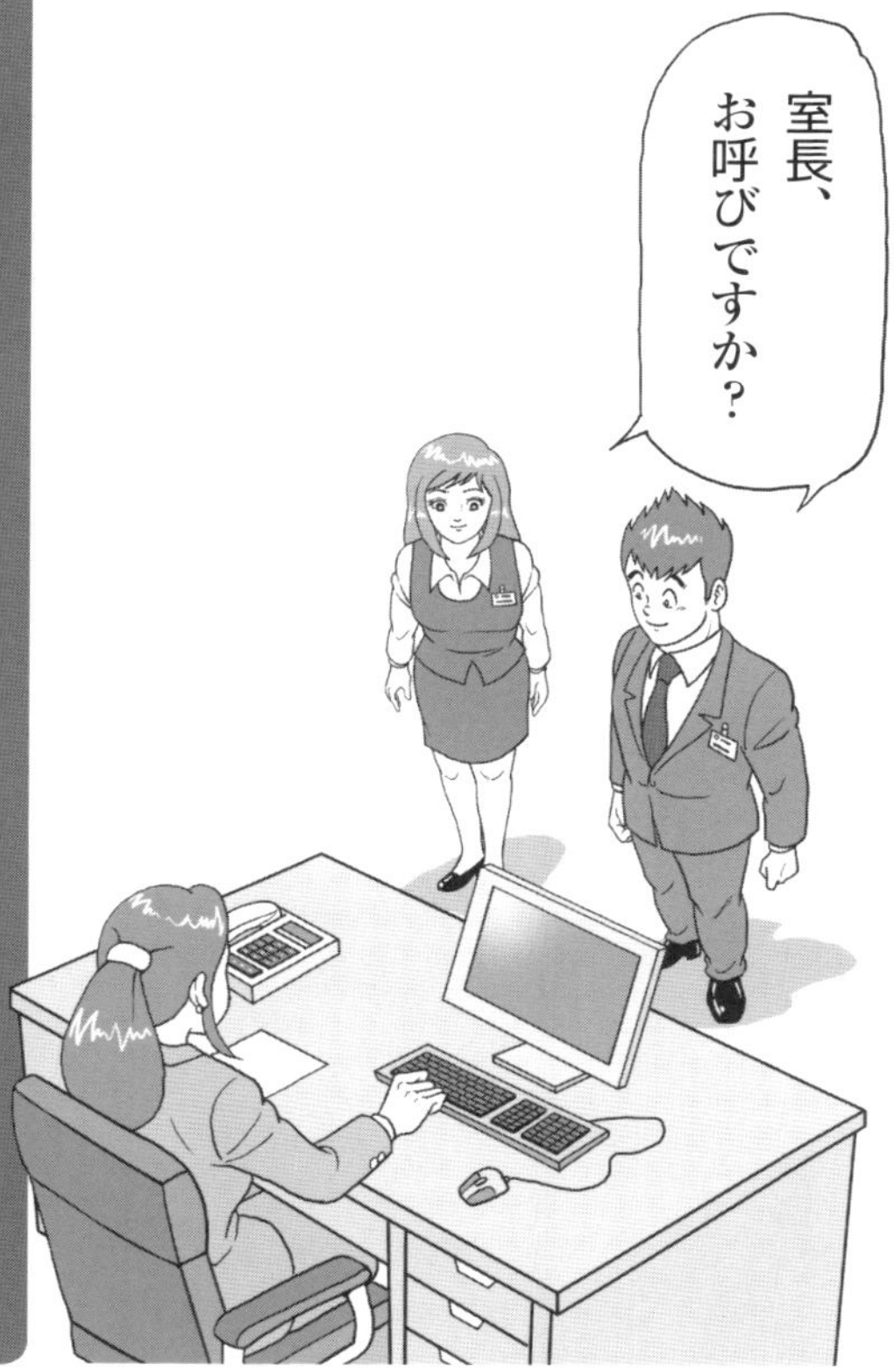
室長、お呼びですか？

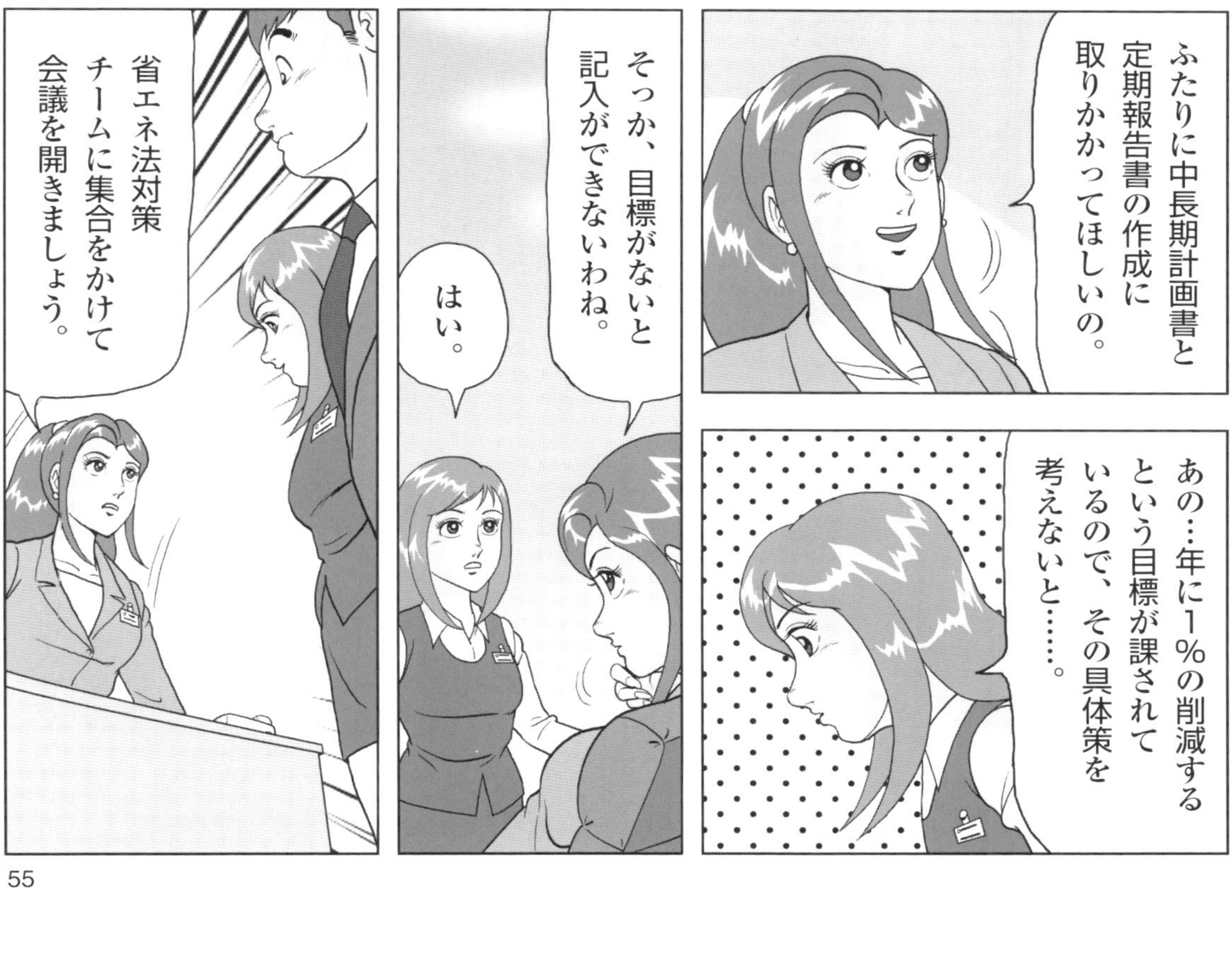
ふたりに中長期計画書と定期報告書の作成に取りかかってほしいの。

あの…年に1%の削減するという目標が課されているので、その具体策を考えないと……。

そっか、目標がないと記入ができないわね。

はい。

省エネ法対策チームに集合をかけて会議を開きましょう。

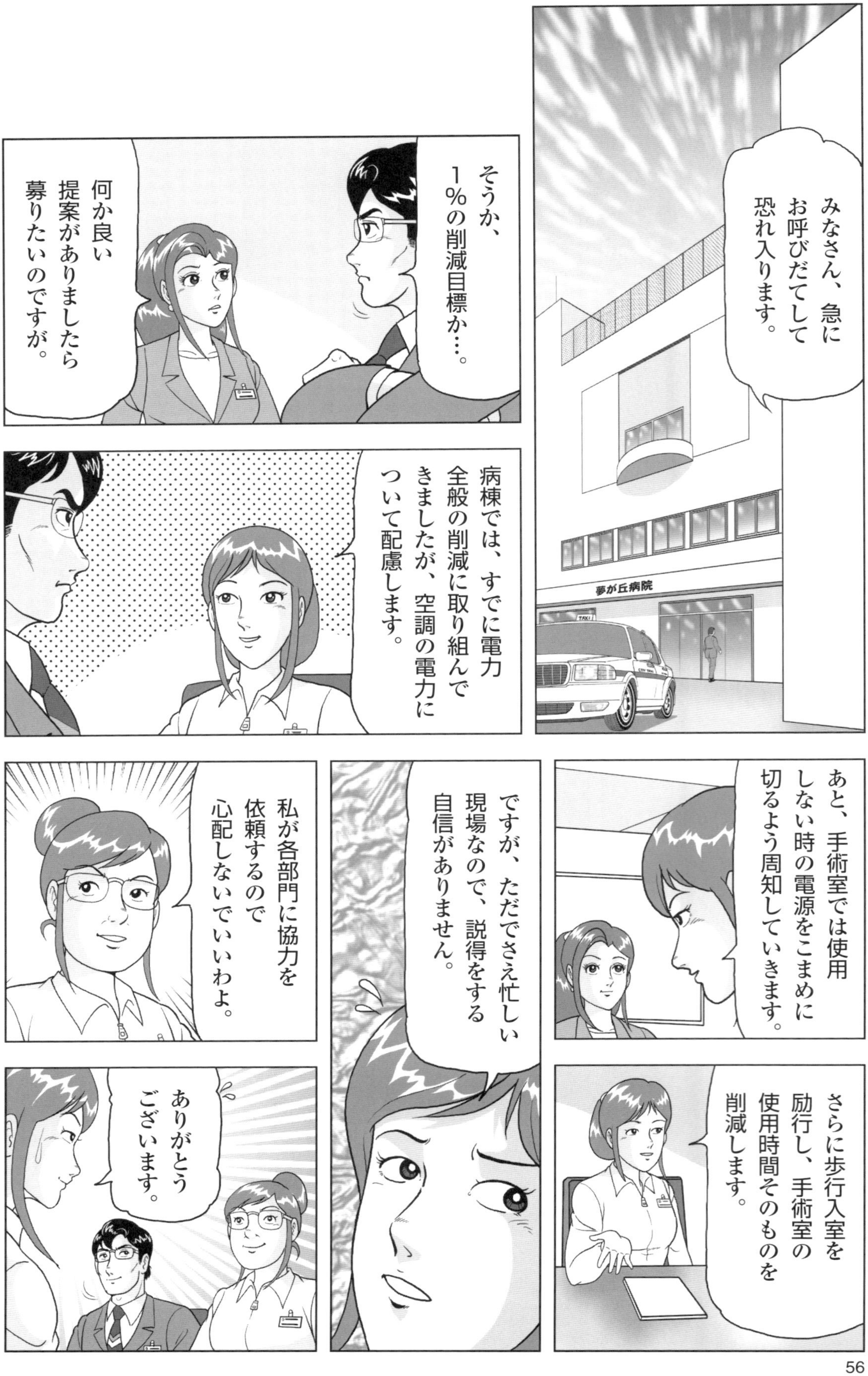
みなさん、急にお呼びだてして恐れ入ります。

夢が丘病院
そうか、1%の削減目標か…。

何か良い提案がありましたら募りたいのですが。

病棟では、すでに電力全般の削減に取り組んできましたが、空調の電力について配慮します。

あと、手術室では使用しない時の電源をこまめに切るよう周知していきます。

さらに歩行入室を励行し、手術室の使用時間そのものを削減します。

ですが、ただでさえ忙しい現場なので、説得をする自信がありません。

私が各部門に協力を依頼するので心配しないでいいわよ。

ありがとうございます。

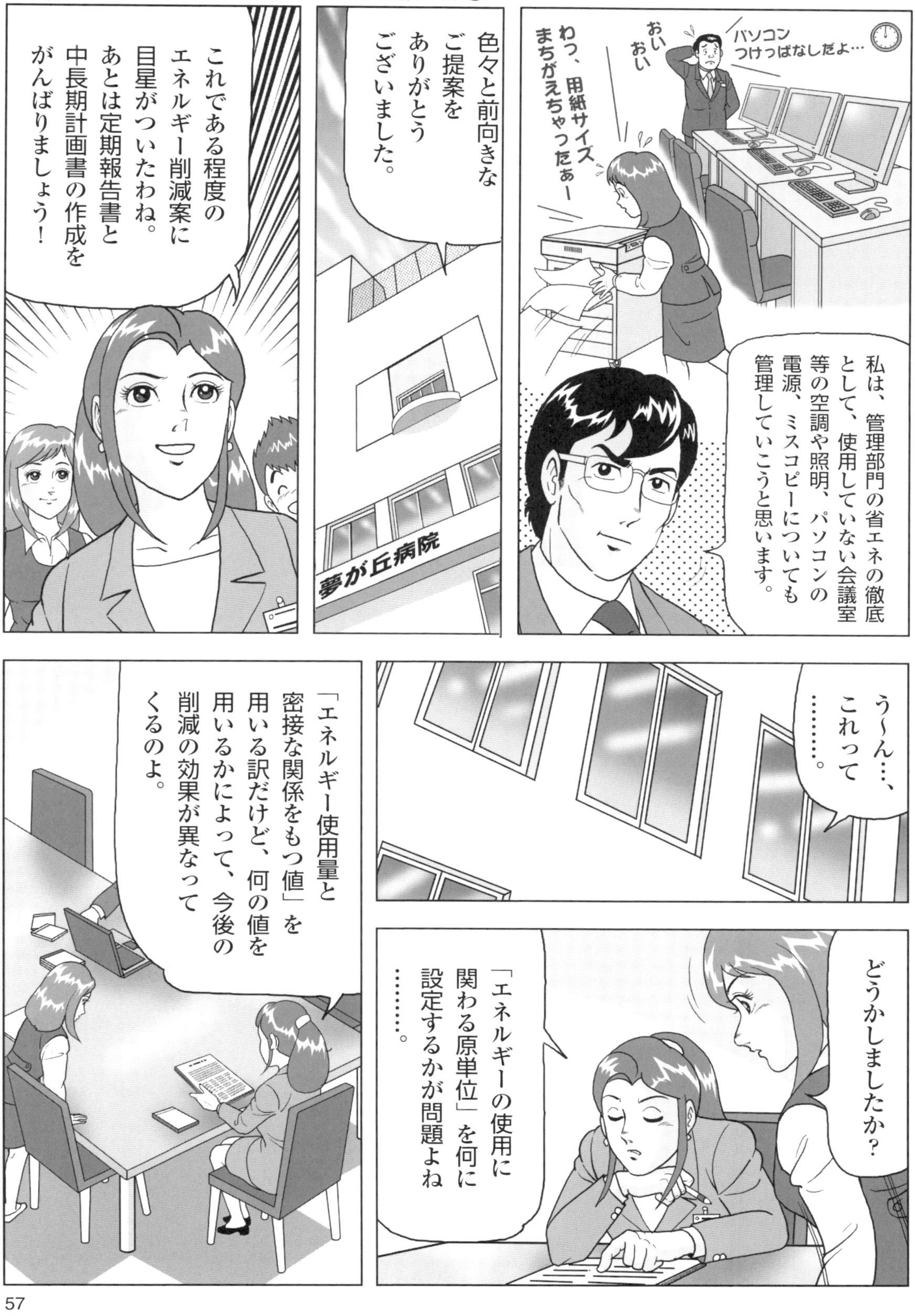
パソコンつけっぱなしだよ…

おいおい
わっ、用紙サイズまちがえちゃったぁー
私は、管理部門の省エネの徹底として、使用していない会議室等の空調や照明、パソコンの電源、ミスコピーについても管理していこうと思います。

色々と前向きなご提案をありがとうございました。

夢が丘病院
これである程度のエネルギー削減案に目星がついたわね。あとは定期報告書と中長期計画書の作成をがんばりましょう！

う～ん…、これって………。

どうかしましたか？

「エネルギーの使用に関わる原単位」を何に設定するかが問題よね………。

「エネルギー使用量と密接な関係をもつ値」を用いる訳だけど、何の値を用いるかによって、今後の削減の効果が異なってくるのよ。

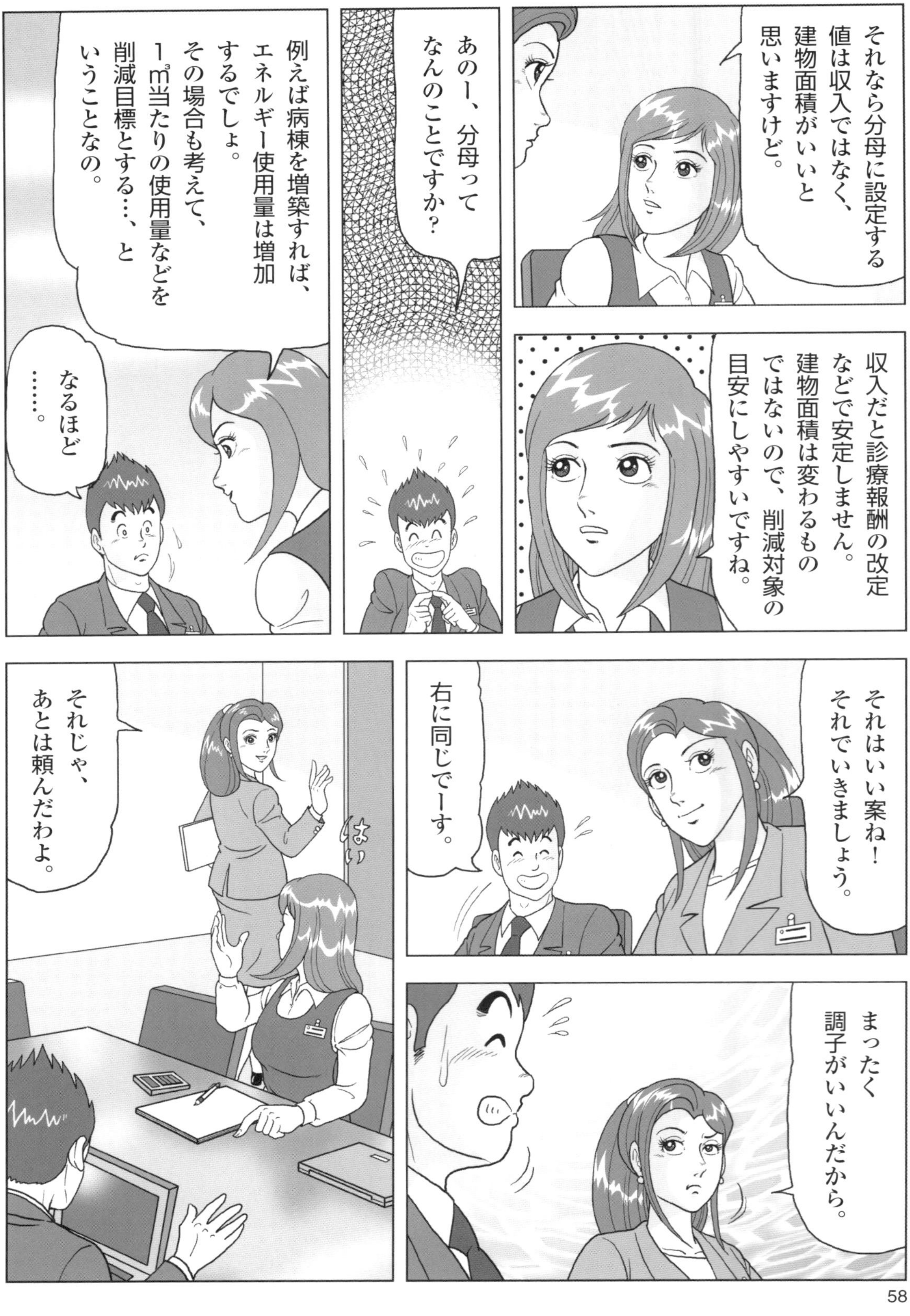
それなら分母に設定する値は収入ではなく、建物面積がいいと思いますけど。

収入だと診療報酬の改定などで安定しません。建物面積は変わるものではないので、削減対象の目安にしやすいですね。

あのー、分母ってなんのことですか?

例えば病棟を増築すれば、エネルギー使用量は増加するでしょ。その場合も考えて、1㎥当たりの使用量などを削減目標とする…、ということなの。

なるほど……。

それはいい案ね!それでいきましょう。

右に同じでーす。

まったく調子がいいんだから。

それじゃ、あとは頼んだわよ。

はい

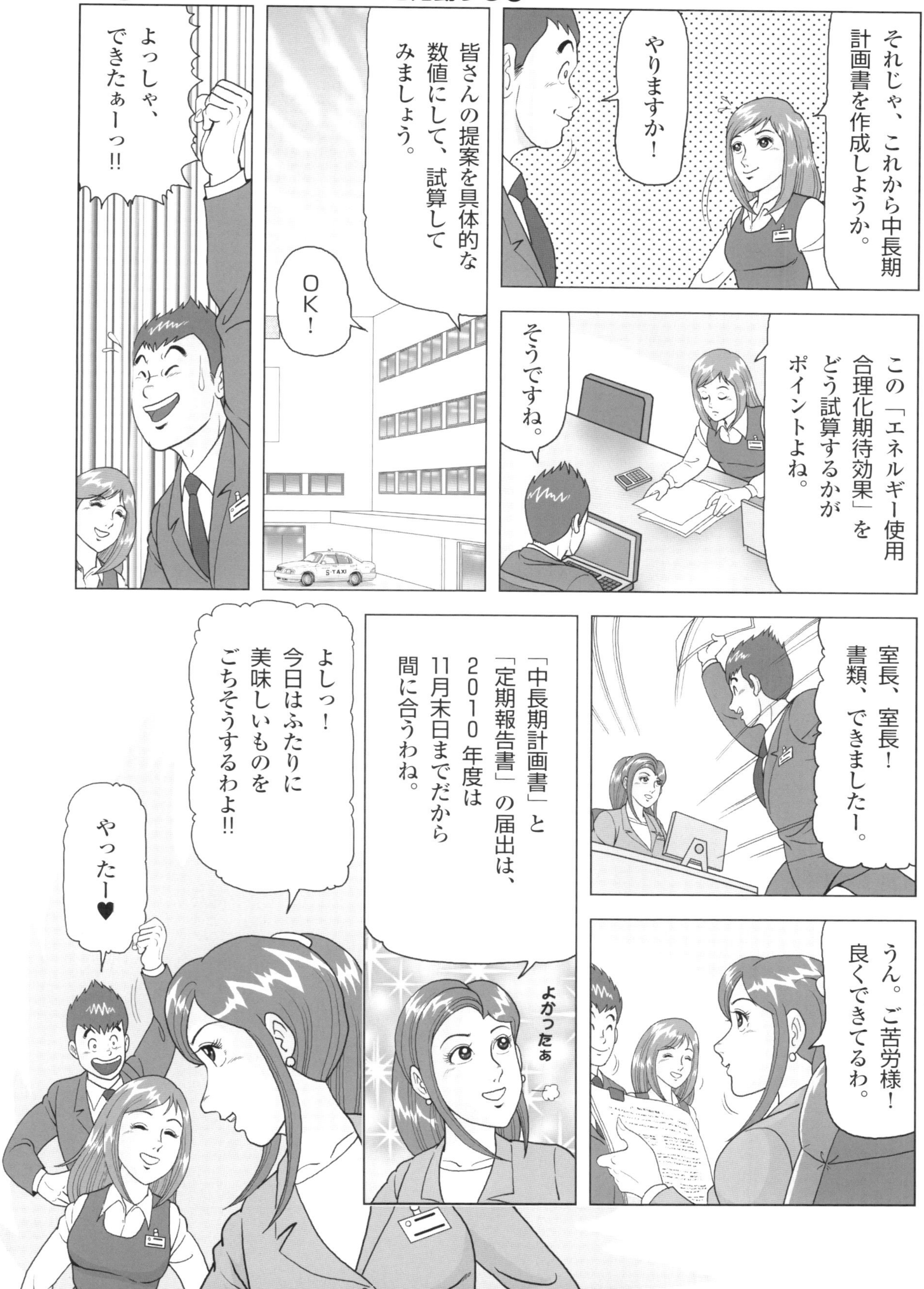
それじゃ、これから中長期計画書を作成しようか。

やりますか!

この「エネルギー使用合理化期待効果」をどう試算するかがポイントよね。

そうですね。

皆さんの提案を具体的な数値にして、試算してみましょう。

OK!

よっしゃ、できたぁーっ!!

室長、室長!書類、できましたー。

うん。ご苦労様!良くできてるわ。

「中長期計画書」と「定期報告書」の届出は、2010年度は11月末日までだから間に合うわね。

よかったぁ
よしっ!今日はふたりに美味しいものをごちそうするわよ!!

やったー♥

# 中長期計画書・定期報告書の作成・提出



**改正省エネ法の対策の最後のステップが中長期計画書と定期報告書の作成・提出である。これらの報告書には、エネルギー使用合理化についての具体的な数値等も盛り込む必要があり、省エネ対策の総まとめ的な性格も有している。**

## 中長期計画書・定期報告書の提出

特定事業者の指定を受けた場合には、法人は毎年度7月末日まで（2010〈平成22〉年度は11月末日まで）に、本部の所在地を管轄する経済産業局と事業を所管する主務大臣（医療機関の場合には厚生労働大臣）に「中長期計画書」を提出しなければならない。

「中長期計画書」とは、エネルギー使用合理化に関する計画を具体的に記載したものであり、当該計画書には、エネルギー使用合理化に関する「実施時期」や定量的な「期待効果」についても記載する必要がある。

なお、「定期報告書」は、「事業者全体の報告（特定−第1表〜特定−第12表）」部分と「特定事業者が設置するエネルギー管理指定工場等ごとの報告（指定−第1表〜指定−第9表）」部分から構成される。

前者については、法人全体のエネルギー使用量、原単位、エネルギー使用の合理化に関する判断基準の遵守状況等を記載する。

また、後者については、第1種指定事業者または第2種特定事業者として指定された場合に、エネルギー使用量、原単位、エネルギー使用の合理化に関する判断基準の遵守状況等を施設ごとに報告する。

## 原単位の算出

定期報告書の記載内容は多岐にわたるが、記載にあたって特に配慮を要するのが「原単位の算出方法」であろう。法人単位でのエネルギー管理を実施し、中長期的にみて年平均1％（1500kℓの使用量であれば15kℓ）のエネルギー消費原単位の低減をする努力義務が課されている。つまり削減の対象は「原単位」となる。これは医療機関の場合には、増床等により床面積が大きく変動することもある。その際には当然エネル

## 解説

ギー消費量も異なるため、いわゆる単位当たりの数値で削減目標を定めているのである。

　原単位とは、一定量の生産をするのに必要な各種の生産要素の量のことをいい、一般的なものとしては労働力原単位や原料原単位、エネルギー原単位等がある。原単位は各種の生産要素がどれだけ効率良く生産に使われているかを見る有効な指標といえる。

　原単位の算出にあたっては、原則として、エネルギー使用量と密接な関係を持つ値を用いるのだが、法人が決定することができる。何を原単位の分母として設定するかによってその後の削減効果が異なる可能性があることから、より有利なものを採用することが望ましい。医療機関の場合には、患者数、収入、職員数、建物面積等が一般的であろう。

# 改正省エネ法対策を効果あるものにするために

### エネルギー削減への取り組みは単年度で終わるものではない

　エネルギー削減への取り組みは単年度で終わるものではなく、中長期的に継続することが求められている。今後、改正省エネ法以外にも東京都のように自治体の条例でより厳しい環境保護規制が行われる可能性も十分にありうる。

### ＰＤＣＡのしくみで業務を循環させる

　そうなると、エネルギー削減の取り組みを法人全体でサイクル化することが実践力の向上につながるであろう。その1つのツールにＰＤＣＡ（図7―1）が挙げられる。ＰＤＣＡは、計画(Plan)、実行(Do)、検証(Check)、改善(Action)を繰り返し行うことである。「改正省エネ法対策チーム」の活動を例にしてみよう。

①計画段階

削減可能エネルギーについて、それぞれのメンバーが事前調査し、当該年度における削減目標を設定する。チームに持ち寄った上で、具体的な削減方法および実施時期を検討する。

②実行段階

立案した計画に基づき実行する。メンバーごとに割り振られた業務（対策）を遂行する。ここでポイントとなるのは、繰り返しになるが、現場の協力を得ながら進めることである。

③検証段階

実行により得られた結果を検討し、何か問題があればその原因を特定する。

④改善段階

検証結果から改善方法の検討を行い実行する。このようなサイクルを循環させることが大切だろう。

## 活動の継続にはメンバーのローテーションも有効

固定した一部のメンバーだけでは、法人全体の取り組みには発展しづらい。メンバーを交替しながら、環境保護の輪を広げていくことが必要である。これは、各メンバーに対する環境保護の実践を通じたＯＪＴ教育（On the Job traininng）にもつながる。

## ＨＳＲを常に心に留めて

繰り返し述べてきたように、医療機関は診療報酬をはじめ各種制度には抜かりなく対応しようという意識が強い。制度対応はもちろん大切なことである。しかし、法律を基盤に置く各種制度は社会通念上の最低限を画するものであり、法律を遵守しただけでは、あるべき姿を実現したとは言えないことが多い。

医療機関も地球市民の一部であり、公共性が高いがゆえに社会が注目する存在である。制度対応に甘んじ胸を撫で下ろすのではなく、医療機関の社会的責任（ＨＳＲ：Hospital Social Responsibility）を積極的に果たし、それを社会にアピールしていくことが医療界に対する国民の理解と信頼を深めることにもつながるはずである。

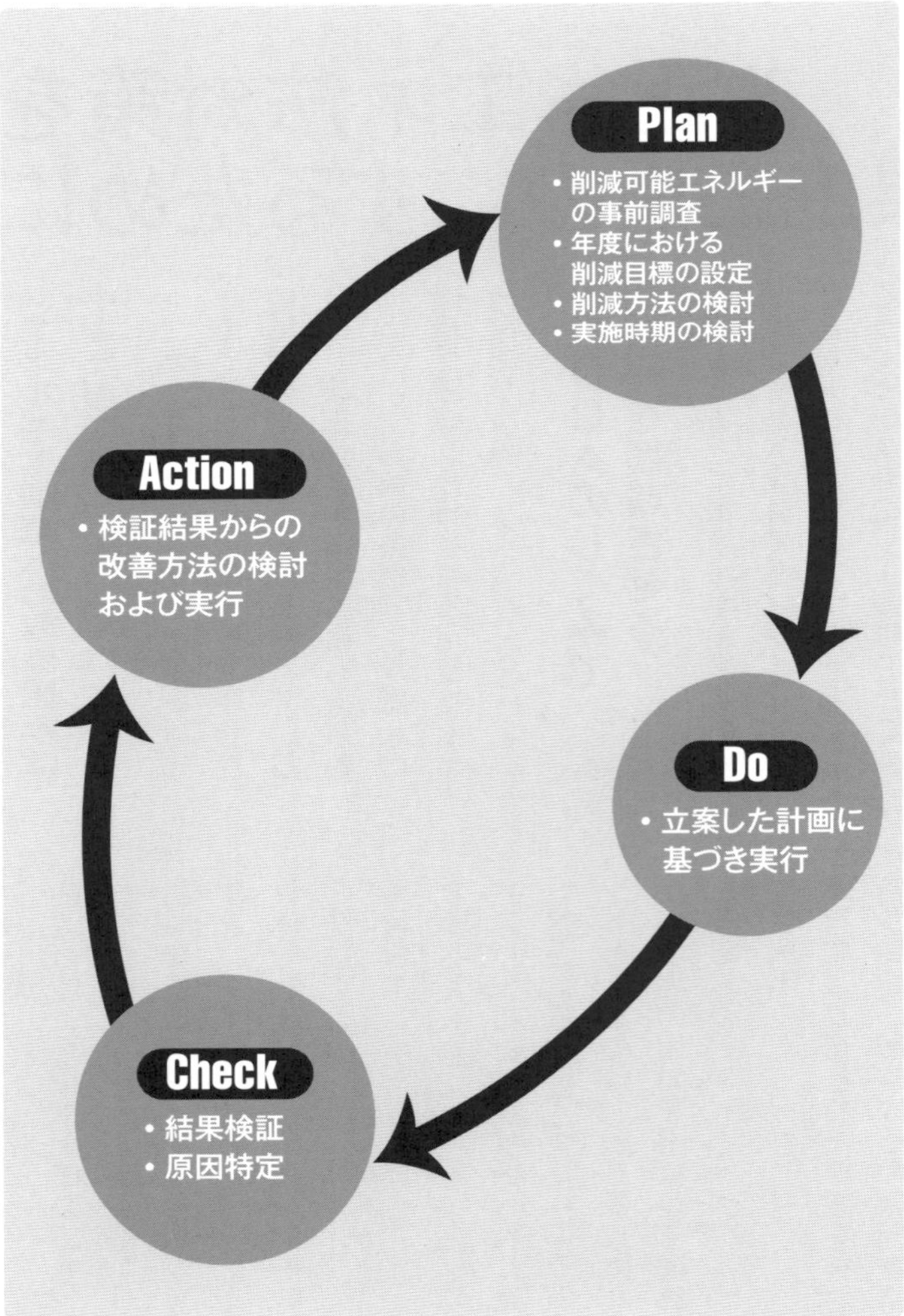

Plan
・削減可能エネルギーの事前調査
・年度における削減目標の設定
・削減方法の検討
・実施時期の検討
Do
・立案した計画に基づき実行
Check
・結果検証
・原因特定
Action
・検証結果からの改善方法の検討および実行


図 7−1　PDCAサイクルを用いた「改正省エネ法」対策の実践理論

# 用語解説

### ※1 オイルショック
（第1話：P.12〜14）

1973（昭和48）年に勃発した第4次中東戦争（イスラエルとエジプト、シリアなどの中東アラブ諸国との間で行われた戦争）が引き金となって起きた原油の供給逼迫および価格高騰と、それに伴う経済混乱。原油価格がそれまでの4倍程度に値上がりし、日本ではトイレットペーパーの買い占めなどの騒ぎに発展した。

### ※2 1,500kℓ以上のエネルギー
（第1話：P.12〜14）

38.2ギガジュールが、原油1キロリットル（kℓ）に相当する（1,000万GJ=0.0258kℓ）。エネルギー使用量（原油換算値）簡易換算表（P.30参照）で"換算係数"を掛け合わせるが、それは係数を変換するためである。一般的なイメージとしては、年間電気代が9,000万円、年商50億円程度ではないかと予想される。

### ※3 経済産業局
（第2話：P.20〜22）

経済産業局とは経済産業省の地方ブロック機関である。全国に9カ所あり、各担当地域が決まっている。

### ※4 特定事業者
（第2話：P.20〜22）

改正省エネ法では施設単位から法人単位に変更されたことから1,500kℓ以上になると特定事業者として指定される。しかし、従来通り施設ごとに、年間3,000kℓ以上の場合は第1種指定事業者となり、年間1,500kℓ以上3,000kℓ未満の場合は第2種指定事業者となる。従来の省エネ法では、第2種指定事業者に関しては中長期計画書が課されていなかったが、改正省エネ法では対象となり、第2種指定事業者についても中長期計画書を作成・提出しなければならない。

### ※5 エネルギー管理権原
（第2話：P.20〜22）

設備の設置・更新権限を有し、エネルギー使用量を実測値として把握できること。

### ※6 計量手法
（第2話：P.20〜22）

テナントエネルギー使用量を推計する望ましい手法が計量手法であり、エネルギー使用の実態に合わせて各テナントにエネルギー使用量を割り当てる。その手法にBEMS（※9）がある。

### ※7 案分手法
（第2話：P.20〜22）

テナントエネルギー使用量を推計する方法の1つであり、各テナントのエネルギー使用量が個別的にわからない場合に、各テナントの使用面積等のテナント情報を考慮して割り当てる。

### ※8 テナント推計手法
（第2話：P.20〜22）

テナントエネルギー使用量を推計する方法の1つであり、各テナントのエネルギー使用量が個別的にわからない場合に、類似の業態のテナントの原単位を把握している場合に、その値を用いて推計するという手法である。

### ※9 BEMS
（第5話：P.44〜46）

BEMSは、省エネ法では、「ビル・エネルギー管理システム（Building and Energy Management System）」とされており、業務用ビルや工場、地域冷暖房といったエネルギー設備全体の省エネ監視・省エネ制御を自動化・一元化するシステムである。これにより建物内のエネルギー使用状況や設備機器の運転状況を一元的に把握し、その時々の需要予測に基づいた最適な運転計画をすばやく立案、実行でき、きめ細かな監視制御によって、人手をかけることなく、建物全体のエネルギー消費を最小化できるという効果もある。

### ※10 コージェネレーションシステム
（第5話：P.44〜46）

コージェネレーションシステムとは、燃料を用いて発電するとともに、その際に発生する排熱を冷暖房や給湯、蒸気などの用途に有効利用する省エネルギーシステムである。1つのエネルギーから同時発生（Co－Generation）するため、このように名付けられている。

### ※11 オートクレーブ
（第5話：P.44〜46）

高圧蒸気によって滅菌を行う機器であり、病院では中央材料室で使われている。

### ※12 陽　圧
（第5話：P.44〜46）

陽圧により、空気圧が外部より高くなり、手術室外からの塵埃の混入等を防ぎクリーンルームとすることにより感染症を防止する機能を持つ。

※文中意見に関する記載は私見であり、所属する法人の公式見解ではありません。

**【参考文献】**

「改正省エネ法の概要 2010」（㈶省エネルギーセンター , 2010 年）
「医療施設調査」（厚生労働省 , 2008 年）
「判断基準と管理基準の解説（病院の管理標準事例）」（㈶省エネルギーセンター HP, 2010 年）

【編著】
**井上貴裕**（いのうえ・たかひろ）
有限責任監査法人トーマツ　パブリックセクター
東京医科歯科大学大学院にて医療政策学修士号を取得。経営学修士。
医療法人での副理事長として急性期病院の戦略策定等を手掛けた後、現在、有限責任監査法人トーマツで国内外の医療機関の理事長・院長・経営企画担当等のトップマネジメントを中心とした戦略コンサルティング業務に従事している。医療現場からの納得感の高いコンサルティングを心掛けている。

**マンガでわかる！ 医療機関のための「改正省エネ法」の理解と対策**

2010 年 4 月 25 日　初版第 1 刷発行

編　著　　井上貴裕
作　画　　小山　規
制作協力　クリエイティブ・サノ・ジャパン
発行人　　林　諄
発行所　　株式会社日本医療企画
〒 101-0033　東京都千代田区神田岩本町 4-14　神田平成ビル
TEL 03-3256-2861（代）　http://www.jmp.co.jp
印刷所　　図書印刷株式会社


ISBN 978-4-89041-898-5 C2047　　定価は表紙に表示しています